ADS Lernwerkstatt

... und es geht doch!

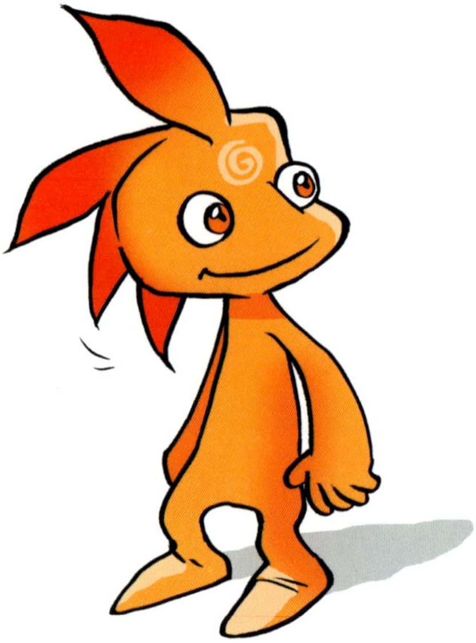

Petra Halbig

ADHS

... Danke für die Gabe

Hilfe zum Selbstcoaching

Illustriert
von Timo Wuerz

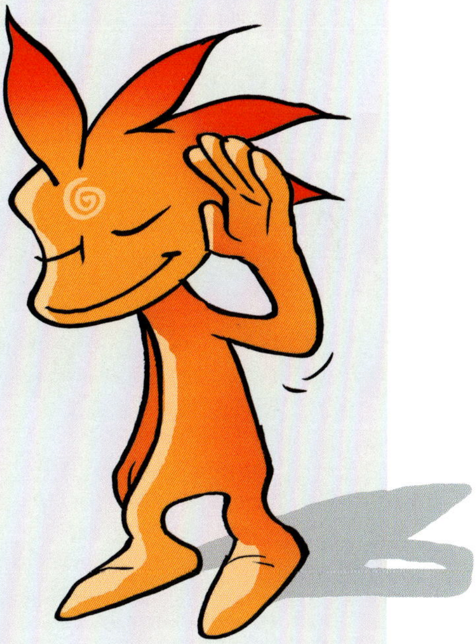

BREUER & WARDIN
www.Verlagskontor.com

Bibliografische Information der Deutschen Nationalbibliothek

Die Deutsche Nationalbibliothek verzeichnet diese Publikation in der Deutschen Nationalbibliografie; detaillierte bibliografische Daten sind im Internet über http://dnb.d-nb.de abrufbar.

1. Auflage 2010
ISBN 978-3-939621-77-5

Projektleitung: Heiko Breuer, Bodo Wardin
Lektorat: Ingrid Wardin
Illustration: Timo Wuerz
Satz und Layout: Ulrike Theilig / Das Herstellungsbüro, Hamburg
Druck: Medienhaus Plump, Rheinbreitbach
Printed in Germany

BREUER & WARDIN
Verlagskontor GmbH
Zum Scheider Feld 12
51467 Bergisch Gladbach
Hotline: +49 (0) 22 02 - 18 89 00
kontakt@verlagskontor.com
www.verlagskontor.com

Inhalt

Für meine
Herkunftsfamilie und Gegenwartsfamilie
in Liebe, Dankbarkeit
und größter Wertschätzung.

»Danke, Mama,
danke, Papa,
dass es mich gibt!«

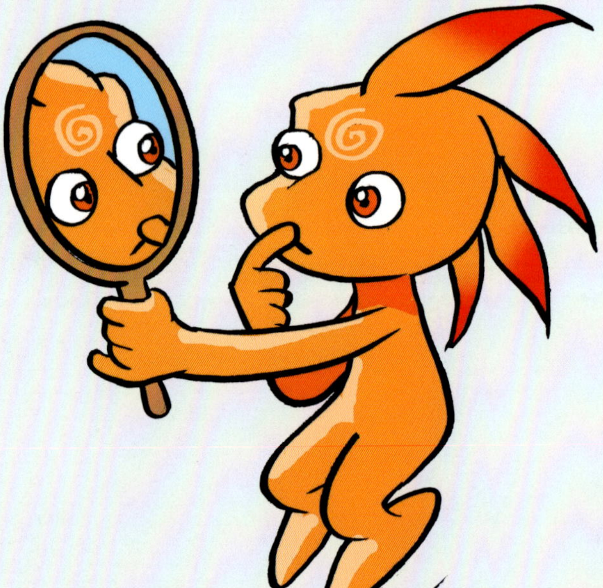

Vorwort

ADHS ist eine sehr kontrovers diskutierte Problematik. Es gibt eine kaum noch zu überblickende Reihe von Büchern und Veröffentlichungen zu diesem Thema. Man streitet sich – und dieses wird auch so bleiben, denn die neurobiologischen Forschungen zum Thema ADHS haben mehr oder weniger gerade erst begonnen. Auf dem Gebiet der psychologischen und soziologischen Verhaltensauffälligkeiten spielen so viele Faktoren eine Rolle, dass eine Diagnostik immer unscharf und undifferenziert sein wird. Deshalb wird Erfahrung und Einfühlungsvermögen immer ein wesentlicher Faktor bleiben.

Petra Halbig, doppelt betroffen als Mutter eines ADS-Kindes und als Person Petra, die erkennen musste, dass sie selbst seit ihrer Kindheit unter dieser Symptomatik litt, nahm diese Herausforderung an. Die schwierigen Phasen für Familie und Sohn führten sie in die entscheidende Richtung. Pädagogik studiert, als Trainerin und Dozentin einen Umweg gegangen, fand sie nun ihre eigentliche Berufung in der Arbeit als Coach mit ADS-Kindern und deren Eltern. Sie entwickelte ein eigenes Konzept und gründete die ADS-Lernwerkstatt. Ihre Erkenntnisse und Erfahrungen sind Dreh- und Angelpunkt dieses Buches.

Dass Petra Halbig kompetent und einfühlsam vor allem mit den Kindern arbeitet, wird deutlich und beeindruckt immer wieder. Das Entscheidende bei der so schwierig erscheinenden ADS-Problematik ist jede Art der positiven Zuwendung. Der Titel dieses Buches bringt dies besonders schön zum Ausdruck: »AD(H)S ... Danke für die Gabe«. Das heißt, ich nehme mich so an, wie ich bin, und versuche das Beste aus der Variationsbreite meiner Anlagen zu machen. Mögliche neurologische Unterschiede eher als eine Bereicherung der menschlichen Vielfalt zu sehen, lässt störende Schwächen leichter in den Hintergrund treten. Wenn es gelingt, Stärken gezielt zu fördern, dann sind positive Veränderungen möglich. Diese führen auch zu nachweisbaren Gehirnveränderungen, der Neuroplastizität. Petra Halbig stellt diese positive Sichtweise in den Mittelpunkt ihrer Arbeit, und so vergisst man fast, dass AD(H)S von den meisten als Krankheit gesehen wird.

In diesem Buch stehen Hilfe und Hoffnung im Vordergrund. Eine selbst Betroffene ist zur Helfenden geworden, vor Ort, in ihrer Lernwerkstatt, woran sie uns nun als Autorin teilhaben lässt. Sie lässt ihre Leser in die Welt der AD(H)Sler blicken, und ihr gelingt eine interessante, auch unterhaltsame, vor allem aber immer wieder motivierende Blickrichtung. Die über allem schwebende Botschaft der Autorin ist dabei, dass die vielen positiven Seiten AD(H)Sler zu besonders kreativen und originellen Menschen machen, ohne die unsere Welt ärmer wäre.

In diesem Sinne wünsche ich der Autorin und vor allem Ihnen, liebe Leser, dass Sie bei der Lektüre dieses Buches vielleicht auch sagen: »Danke für die vielen neuen Einsichten und Anregungen!«

Ingrid Wardin

Ein ganz normaler Morgen einer ADS-Familie

Und wieder mal ist es 6 Uhr und der Wecker reißt mich aus dem viel zu kurzen Schlaf. Schnell noch die Zähne putzen und dann ein Lächeln auf das müde Gesicht zaubern. Als Mutter muss man mit gutem Beispiel vorangehen, um die Kinder fröhlich und gut gelaunt auf den Weg zu bringen. Mit guten Vorsätzen gehe ich meiner Aufgabe nach und wecke meinen elfjährigen Sohn.

»Guten Morgen, mein Schatz, aufstehen, es ist schon 6.10 Uhr.« Keine Antwort, nur ein lustloses Grummeln unter der Bettdecke. »Schatzi, aufstehen, komm schon, sonst wird es wieder hektisch«, wird meine Stimme schon etwas bestimmter.

6.12 Uhr, ich gehe nun in die Küche und bereite vorbildlich ein gesundes Frühstück vor.

Es ist schon 6.20 Uhr und immer noch höre und sehe ich nichts von meinem Sohn, wo bleibt er denn? Ich rufe laut und etwas genervter: »Wo bleibst du denn, das Frühstück ist fertig!« Nichts passiert, also gehe ich nachschauen. Da liegt er nun immer noch im Bett und mein Vorsatz, ruhig und fröhlich zu bleiben, verabschiedet sich von mir und geht wahrscheinlich gerade zu meiner Nachbarin. Denn dort habe ich schon beobachtet, dass die Kinder von einer winkenden und lächelnden Mama verabschiedet wurden. Wie macht die das bloß? Schnell reiße ich die Decke herunter und mein Kind meckert mich schlechtgelaunt an: »Lass mich doch in Ruhe!«

Ich verlasse wütend das Zimmer, sehe nur noch so nebenbei, wie er es dann doch schafft, in Rekordzeit die Zähne zu putzen (maximal 20 Sekunden) und eine neue Unterhose unter die fleckige Jeans von gestern anzuziehen.

»Ich hab keinen Hunger«, raunzt er und läuft an mir vorbei zur Toilette. Schon spüre ich die Wut in mir hochsteigen. Wofür stelle ich mich denn jeden Morgen in die Küche?

»Immer musst du so rumtrödeln. Du musst doch was frühstücken, sonst kannst du dich nicht konzentrieren! Ich habe auch keine Lust mehr, jeden Morgen hier den Animateur zu spielen«, platzt es aus mir, pädagogisch nicht besonders wertvoll, heraus.

»Wo ist denn meine Fahrkarte? – Mama, warum musst du immer meine Sachen durcheinanderbringen! Wegen dir finde ich jetzt die Fahrkarte nicht!«, blafft er mich an.

Jetzt raste ich total aus und schrei nur noch: »Warum hast du denn nicht schon gestern danach gesucht, immer das Gleiche mit dir!« Völlig panisch renne ich wie ein aufgescheuchtes Huhn und suche nach der Fahrkarte. Mein Sohn sitzt dagegen unmotiviert und müde auf dem Sofa und findet seine zweite Socke nicht. Er denkt gar nicht daran, dass er

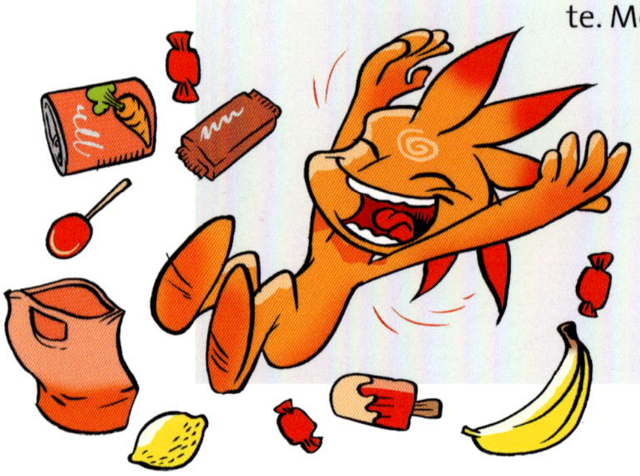

in drei Minuten das Haus verlassen muss. Ein Zeitgefühl hat er auch nach der 5. Klasse noch nicht entwickelt. Im Gegenteil, das Spielzeug am Boden interessiert ihn jetzt mehr als die Socke.

Da ist die Fahrkarte, Gott sei Dank! – unter einem Berg von unaufgeräumten CDs und Kaugummipapieren. So ein Schlamper, na warte! Wenn du heute nach Hause kommst, räumst du erst mal dein Zimmer auf! (Dieser Vorsatz endet meistens damit, dass ich dann aufräume, weil er keinen Anfang findet oder nur herumspielt.)

»Los, schnell jetzt, sonst ist der Bus weg. Oh nein, warum bist du immer noch nicht fertig?!«

»Warum schreist du mich denn immer an! Immer bin ich schuld an allem!« Wütend rumpelt er, nachdem ich ihm den Pullover über den Kopf gezogen habe, zum Ausgang heraus. Die Schuhe sind nicht ordentlich zugebunden und die Jacke, welche schon die dritte in dieser Saison ist (die anderen hat er irgendwo auf Nimmerwiedersehen liegengelassen), auch bei Minusgraden geöffnet. Er merkt einfach nicht, dass es draußen kalt ist.

Warum muss er denn immer so trödeln und warum kann ich es nicht schaffen, gelassen zu bleiben? Resigniert und fernab von guten Vorsätzen sehe ich jetzt auch noch das gesunde Pausenbrot im Schuhregal liegen. Soll ich es ihm als gute und fürsorgliche Mutter nachbringen?

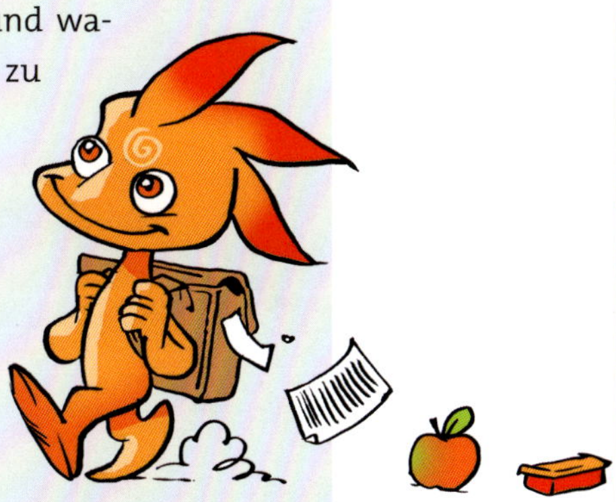

1. Wie Sie dieses Buch lesen sollten

Als ich mich entschloss, ein Buch über ADS/ADHS zu schreiben, habe ich mir vorab viele Gedanken darüber gemacht, wie ich dieses am besten mit Leben fülle. Es gibt schon viele wissenschaftliche Bücher zum Thema, und natürlich auch viele Ratgeber mit guten Tipps für den Alltag. Allein die Bücherwand in meiner Praxis müsste längst angebaut werden. Was noch fehlt, denke ich, ist ein Buch, das heiter, locker, manchmal auch etwas ironisch liebevoll den Spiegel vorhält und dabei immer wertschätzend und hilfsbereit zur Seite stehen kann. Besonders, wenn das Thema für uns als Eltern, Therapeuten und ADSlern wieder einmal eine Herausforderung wird.

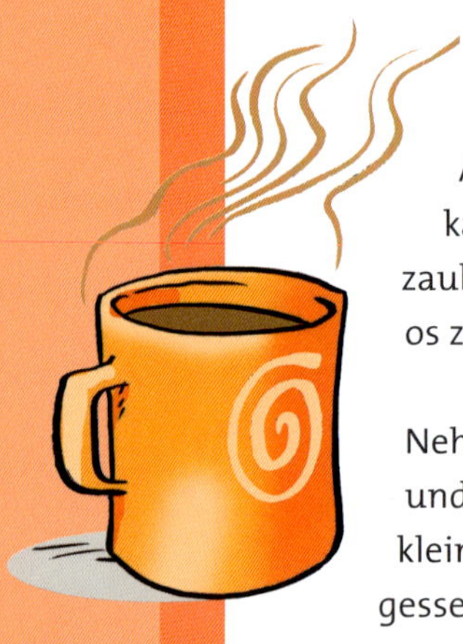

Also ein Buch, das man zügig auch als ADSler lesen kann und das einem wieder ein Lächeln ins Gesicht zaubert – gerade dann, wenn mal wieder alles im Chaos zu versinken droht.

Nehmen Sie sich also die Zeit, einen Kaffee oder Tee und lehnen Sie sich zurück. Freuen Sie sich auf einen kleinen Ausflug in die spannende Welt der ADSler. Vergessen Sie dabei nicht, manchmal über sich selbst zu

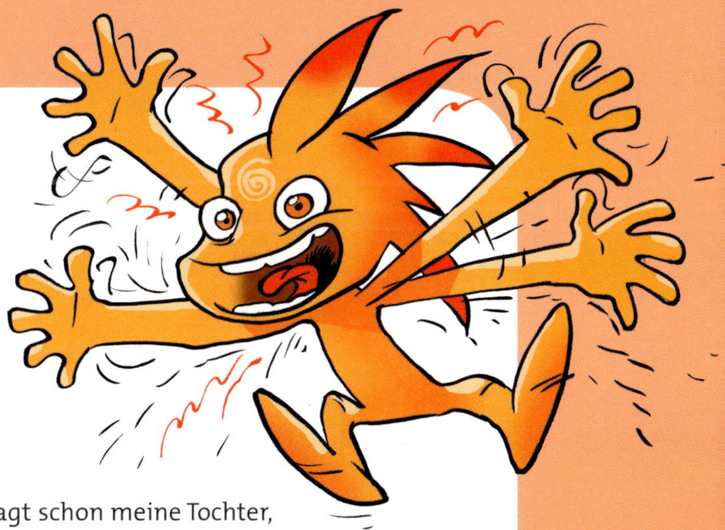

lächeln. Denn wie sagt schon meine Tochter, welche mit zehn Jahren über Weisheiten von entwaffnender Ehrlichkeit verfügt: »Mit Lachen geht alles besser.« Und sie muss es ja wissen, da sie nach diesem Motto alle Höhen und Tiefen mit einem bewundernswerten Optimismus meistert.

Eine Kombination aus Wissensvermittlung und der Beschreibung typischer Szenen aus dem Alltag – ja, das sollte aus diesen Seiten Papier werden. Dabei wird uns der sympathische Kalle begleiten. Kalle ist das personifizierte ADS/ADHS: hyperaktiv, impulsiv, chaotisch, sensibel, tollpatschig und liebenswert. Er träumt auch gerne und ist manchmal ganz schön zickig. Er möchte beachtet werden und hasst nichts mehr, als ignoriert zu werden. Auch gehen seine Gedanken gerne auf Wanderschaft.

Um die verschiedenen Texte, die Erzählungen und Informationen, deutlicher voneinander abzuheben, habe ich unterschiedliche Farben wie folgt gewählt:

Blau = Wissenschaftliches, Fakten, Daten, Analysebögen

Rot = Eigene Erfahrungen und Persönliches, emotional

Grün = Hilfestellende Konzepte aus der ADS-Lernwerkstatt, Fallbeispiele

Gelb = ADS als Gabe, hoffnungsvoll motivierend

Grau = Schnelle kurze Tipps für den Leser ohne Zeit

Mit diesem Buch möchte ich Ihnen also Mut und Hoffnung machen, dass auch ein ADSler seinen Weg finden kann. Dazu habe ich Fallbeispiele von einigen meiner Coachees (Klienten) zusammengestellt, deren Wege oftmals steinig waren, letztlich aber erfolgreich. Sie haben sich gelohnt!

Außerdem möchte ich Sie, sollten Sie zur Gruppe derjenigen gehören, welche nicht über diese Gabe verfügen, an meinen eigenen Erfahrungen teilhaben lassen, damit Sie besser verstehen können, wie ADSler »ticken«.

Euch, liebe ADSler, kann dieses Buch dazu motivieren zu lernen, Euch selbst besser zu verstehen, Eure Schwächen zu akzeptieren und Eure Stärken auszubauen.

2. Vorgeschichte

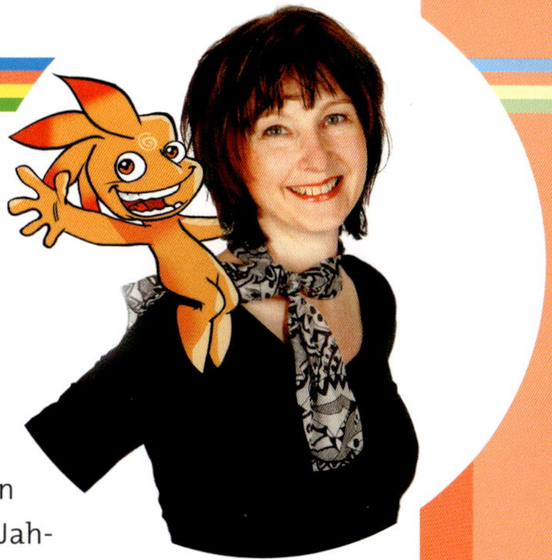

So wurde ich zur ADS-Tante

■ Darf ich mich vorstellen? Mein Name ist Petra Halbig. Ich bin seit 40 Jahren Mensch, seit 15 Jahren Trainerin und Dozentin im Unternehmensbereich, seit 14 Jahren glückliche Ehefrau, seit 13 Jahren Mutter von zwei wundervollen und sehr lebhaften Kindern, mit denen es nie langweilig wird, seit 5 Jahren Coach und seit 2 Jahren ADS-Coach – und jetzt die ADS-Tante. (Eine ADS-Oma möchte ich wohl doch noch nicht sein.)

Bei Routinearbeiten herrscht Minimalismus.

Eigentlich wollte ich immer KJP, also Kinder- und Jugendpsychotherapeutin, werden; leider kam mir da etwas auf meinem schulischen Werdegang in die Quere, von dem ich erst später erfahren habe, dass es mein ADHS war ...

Ich wollte damals immer alles schnell und ohne großen Aufwand erreichen. (Typisch für ADSler.)

Somit schaffte ich es, mein Studium in Pädagogik mit Diplom schon nach acht Semestern abzuschließen. Allerdings ging mir dann auch die Luft aus, und ich hatte keine Motivation mehr, weitere Jahre »KJP« zu studieren. Ich wollte raus aus dem Lernen, brauchte neue Aufgaben, und zwei Wünsche wurden wichtiger: Familie und Berufsleben.

Die Arbeits- und Mutterwelt rief also laut nach mir. Endlich raus aus der Theorie, ab in die Praxis!

Aber wie es für ADSler eben typisch ist, brauchte ich neben Kind und Ehe nach kurzer Zeit wieder eine Herausforderung und arbeitete parallel als Trainerin und Dozentin in der Erwachsenenbildung. Und wie es eben für ADSler auch typisch ist, ging da auch mal mein Baby als »Co-Trainer« mit. (Vielen Dank nochmals an die Firmeninhaber für das Verständnis damals!)

ADSler können viele Dinge gleichzeitig bewegen und managen.

Bei meiner Tätigkeit als Trainer und Coach für Unternehmen und Führungskräfte sowie Mitarbeiter hat mich das Ziel, mit Kindern zu arbeiten, immer wieder fasziniert. Über einen Umweg habe ich jetzt meinen Traum verwirklicht, Kindern und Familien zu helfen.

ADS liegt oft in der Familie.

Wie bin ich eigentlich auf AD(H)S gekommen? Vor ungefähr acht Jahren habe ich erfahren, dass mein Sohn ADS hat. Circa zwei Jahre später ist auch mir durch das bewusste Auseinandersetzen mit der Thematik klar geworden, dass ich selbst mein ganzes Leben lang schon ADSler war. In dieser Zeit hatte ich ganz oft das Gefühl, meine eigene Kindheit wieder von neuem zu erleben. Manchmal konnte das auch weh tun. Dadurch wurde mir auf einmal klar, warum vieles in meinem Leben so gelaufen ist.

Zu wissen, dass man ADS hat, erklärt vieles, löst aber noch nicht alle Probleme.

Zu erfahren, dass ich ein ADSler bin, hatte für mich einen großen Aha-Effekt, und es war eine Erleichterung. Allerdings kamen nach meiner ersten Euphorie und meinem eigenen Verständnis für mich auch harte Zeiten des Lernens, »damit gut klarzukommen«, auf mich zu.

Testen Sie mit dem Fragebogen im Anhang sich selbst oder Ihre Lieben, ob Sie zum Kreis der ADSler zählen könnten, und trauen Sie sich, es als Gabe und Stärke zu sehen. Es soll Ihnen eine Hilfestellung dabei sein, Ihre oder deren Schwächen zu akzeptieren.

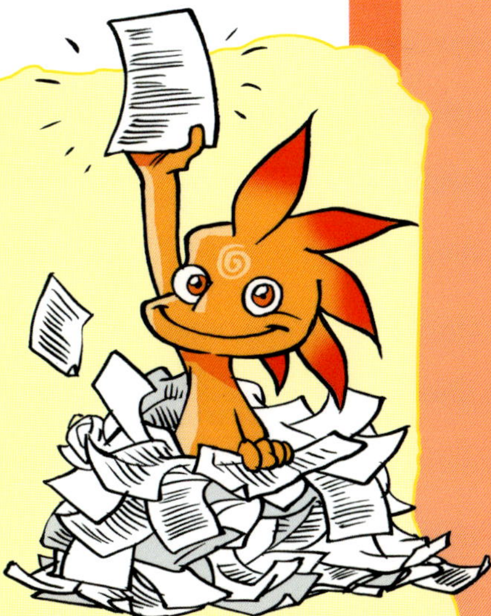

Glauben Sie mir, es ist mit ADS nicht einfach, denn man will vieles schnell und sofort erreichen. Aber wenn es dann doch länger dauert, wird es uns ADSlern zu anstrengend oder zu langweilig. Dann geben wir auch mal auf.

Ehrgeiz bei hoher Motivation ja – Routinearbeit nein.

Wir brauchen zum Durchhalten dringend immer wieder Impulse von außen und viele Erfolgserlebnisse, Lob und Anerkennung. Dann sind wir aber zu Höchstleistungen bereit und setzen unsere ganze Energie ein.

Aber wie ging es mit unserem Sohn und uns als verantwortungsvollen Eltern weiter? Wir haben damals wirklich alles mit unserem Sohn versucht: von Ergotherapie über Psychotherapie, verschiedenen speziellen Trainings, Nahrungsergänzungsmitteln, Medikamenten und was es sonst noch so auf dem Markt gibt. Ich war dabei in meinem Element und wollte mal wieder alles schnell und sofort. Aber viel kann auch zu viel sein.

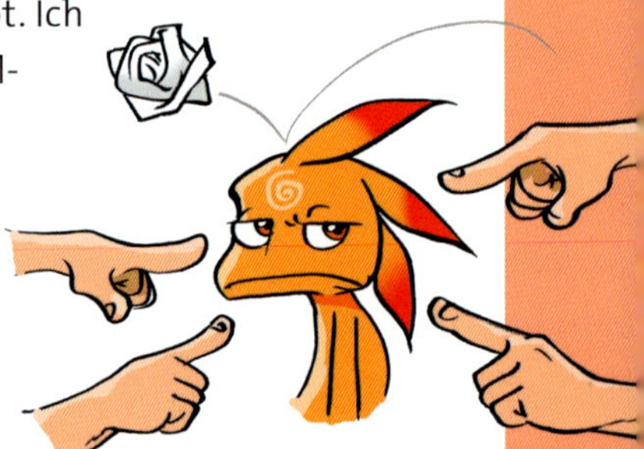

Leider sind wir damit nicht weitergekommen. Im Gegenteil, mein Sohn hatte immer mehr das Gefühl, dass irgendetwas mit ihm nicht stimmte und dass er einfach anders ist als andere. Er wurde als krank angesehen, und so fühlte er sich auch. Wir bekamen als Eltern immer mehr das Gefühl, völlig hilflos zu sein und uns sogar schuldig zu fühlen. Das soll natürlich nicht heißen, dass diese Maßnahmen nichts bringen, sondern dass es eher wichtig ist, sich für eine oder maximal zwei Maßnahmen zu entscheiden. Diese müssen dann auch wirklich gut und individuell auf die Familie abgestimmt sein und konsequent durchgehalten werden. Bitte bloß nicht zu schnell aufgeben!

Oftmals ist weniger mehr! Denn: »Zu viele Köche verderben den Brei.«

Konsequenz fällt ADSlern schwer.

Ich fühlte mich in dieser Zeit häufig eher wie »Taxi Mama«, fuhr von einem Termin zum nächsten, von einem Arzt zum anderen, oftmals rastlos und ruhelos. Heute kann ich jede Mutter verstehen, die so nach und nach ins »Burnout« gerät. Ja, Sie haben richtig gehört, Burnout trifft nicht nur Manager, Lehrer und Workaholics, sondern auch besonders Eltern mit ADS-Kindern. Ich bin mir sicher, dass der Arbeitstag einer Mutter mit Kindern weitaus mehr Stunden hat und auch viel eher an die Grenzen der nervlichen Belastung gehen kann als ein normaler Arbeitstag. Sollte diese Mutter auch noch ein

ADSler sind kreative Ideengeber und Visionäre.
ADSler können flexibel sein.

ADS-Kind unter ihren Kindern haben, würde ich diese Tätigkeit beinahe als eine 24-Stunden-Hotline sehen.

Auch ich kann mich an eine Situation aus dieser Zeit noch sehr gut erinnern: Als mein Sohn in der ersten und zweiten Klasse zeitweise sehr massiv gemobbt wurde, habe ich Anfang der zweiten Klasse nach einer Alternative gesucht, also einen Platz in einer Privatschule. Wir standen damals bei zwei weiteren Schulen auf einer Warteliste, die uns für das laufende Schuljahr aber wenig Hoffnung machen konnten. Immer wieder habe ich Kontakt zu den Privatschulen aufgenommen, um das Verfahren zu beschleunigen – allerdings ohne Erfolg.

Durch mein ADS konnte ich mich für diesen Schulwechsel sehr intensiv einsetzen bzw. die Energie aufwenden, alles in meiner Macht Stehende zu tun. Da ich die Entscheidung der Schulen nicht so stark beeinflussen konnte, wie ich es vorhatte, fühlte ich mich unendlich hilflos! Denn bis jetzt hatte ich immer alles erreicht, was ich wollte.

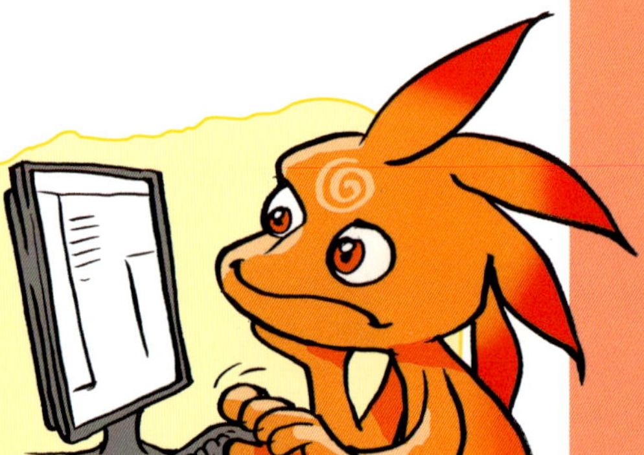

ADSler haben einen hohen Energiespeicher und können diesen bedingungslos für wichtige Dinge einsetzen. Sie kennen dabei keine Grenzen!

Gegen Ende des Schuljahres, die ganze Familie war schon ziemlich am Rande eines Nervenzusammenbruchs, erhielten wir die Möglichkeit des Probeunterrichts an einer der Schulen. Sie müssen es sich so vorstellen: Ungefähr 100 Kinder stehen auf der Warteliste, und von diesen werden 30 Kinder zum Probeunterricht eingeladen. Dieser Probeunterricht dauerte drei Tage. Nach dem dritten Tag hieß es von der Schule, dass sie sich bis zur nächsten Woche bei uns melden würden, ob Jan einen Platz bekommt oder nicht. Es ging dann kein Tag vorbei, an dem ich nicht darauf gehofft hatte, diesen Platz für Jan zu bekommen. Am Ende der Woche war auch ich am Ende, und ich saß wie gelähmt auf dem Sofa und fühlte mich vollkommen hilflos. Leider bekamen wir an diesem Tag keine Nachricht, erst drei Tage später die Absage. Ich glaube, jeder von Ihnen, der schon so eine Situation durchgemacht hat, kann meine Enttäuschung verstehen. Jemand, der so etwas noch nie durchmachen musste – und das wünsche ich Ihnen natürlich –, kann nachvollziehen, wie man sich als Mutter in dieser Zeit fühlen kann. (Zur Er-

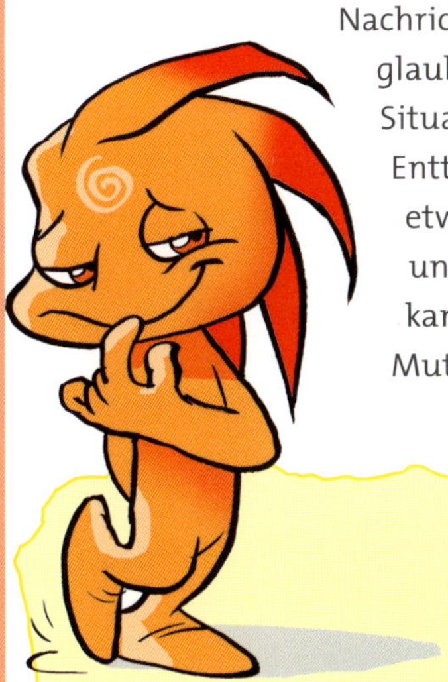

Mit ADSlern finden Sie immer eine Lösung. Sollten Sie mal in einer Notsituation sein, nehmen Sie sich einen ADSler zu Hilfe, und Sie werden sehen: Es geht doch!

innerung: Mein Sohn wurde jeden Tag aufs Neue in der Schule gemobbt!) Ich war zeitweise unfähig zu arbeiten, zu reagieren, also völlig überfordert. Normalerweise war ich es gewohnt, jede Situation im Griff zu haben, ich fand immer eine Lösung.

In dieser Lage kam ich an meine Grenzen und wusste, dass ich alles Erdenkliche gemacht hatte, jetzt aber nichts mehr tun konnte. Ich fühlte mich erschöpft und ausgebrannt. Erst zwei Wochen später bekamen wir die Zusage einer anderen Privatschule für einen weiteren Probeunterricht und gleichzeitig das Angebot für ein Gespräch bei einer dritten Privatschule. Wir hatten also jetzt zwei neue Chancen, aus dieser Mobbing-Situation, die teilweise auch handgreiflich geworden war, herauszukommen. Der Probeunterricht in der einen Privatschule lief sehr gut, und nach einem sehr netten Gespräch mit der Lehrerin hatten wir die Hoffnung, einen Platz für das kommende Schuljahr zu bekommen. Am gleichen Tag führten wir auch ein Gespräch an der anderen Schule, welches auch sehr positiv verlief. Als ich drei Tage später nach Hause kam, stand mein Mann mit einem Lächeln auf dem Gesicht und einer Flasche Champagner in der Hand in der Küche. Er verkündete mir erleichtert, dass wir an beiden Schulen einen Platz bekommen könnten. Zum ersten Mal seit langer

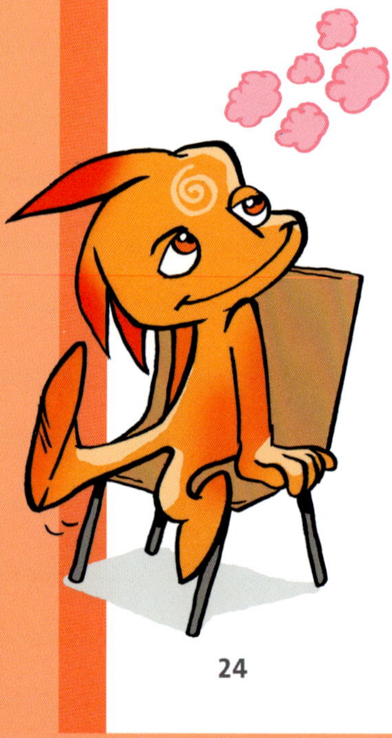

Zeit waren wir in der Situation, uns entscheiden zu können, welche Schule für unser Kind die geeignetere wäre.

Auch wenn es gerade noch so dunkel ausschaut: Geben Sie nie auf!

An dieser Stelle möchte ich mich noch einmal ganz herzlich bei den Lehrern bedanken, die uns damals diese Chance gegeben haben. Und Ihnen, liebe Eltern, möchte ich Mut machen: Es gibt immer wieder eine Lösung. Auch wenn es gerade noch so dunkel ausschaut. Geben Sie nie auf! Im Nachhinein gesehen waren es genau diese Erfahrungen, die mich zu dem Menschen gemacht haben, der ich jetzt bin. Es war meine Lernaufgabe.

Ich würde sogar sagen, die ADS-Lernwerkstatt und mein Engagement für die Betroffenen würde es nicht geben, wenn ich nicht auch die Schattenseiten von ADS sehr bewusst erlebt hätte.

Warum ich die ADS-Lernwerkstatt gründete

▪ Was hat sich seitdem bei mir beruflich entwickelt? Nachdem ich 2004/05 meine systemische Coachingausbildung beendet hatte, war mir besonders durch die geschilderten Erlebnisse plötzlich klar, dass genau der folgende Ansatz, also die Kombination von Coaching und Training hervorragend bei ADS funktionieren muss.

Ich begann, aktiv an einem neuen Konzept für ADS-Kinder und -Familien zu arbeiten. Die Hilfe und Unterstützung für Familien in ähnlichen Situationen wurde zu meiner Herausforderung. Daraus ist das MultiLern-Coach-Konzept entstanden (siehe Kapitel 7), welches nun sehr erfolgreich bei Familien von ADS-Betroffenen angewandt wird. Es freut mich heute umso mehr, dass sich mein Sohn, der als Erster mein Konzept durchlief und das Gymnasium besucht, sich mittlerweile selbstbewusst hinstellt und sagt: »Ich habe ADS, na und? ADS ist keine Krankheit, es ist eine Gabe, und überhaupt sind ADSler viel cooler.« Jan, ich bin stolz auf dich und bewundere deine Stärke und dein Durchhaltevermögen!

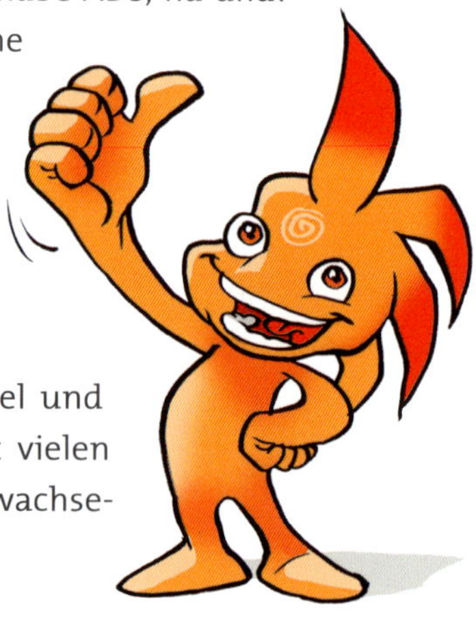

Seitdem habe ich es mir zum Ziel und zur Aufgabe gemacht, möglichst vielen Familien, Kindern und auch Erwachsenen schnelle und effektive Hilfe an die Hand zu geben, damit auch sie ADS nicht nur als eine Krankheit, sondern als eine Gabe und Chance erkennen können. ADS-Kinder und -Erwachsene haben nämlich eine weitere sehr große Stärke: die Hyperfokussierung (siehe Kapitel 8).

ADS-Kinder und -Erwachsene haben nämlich eine sehr große Stärke: die Hyperfokussierung.

Um gezielter und effektiver helfen zu können, habe ich (und das nicht nur im Raum Nürnberg, sondern bundesweit) 2007 die ADS-Lernwerkstatt gegründet, in der Familien und Kindern sofort geholfen wird.

Zusammen mit meiner Sekretärin gelang mir damals der Start. Vielen Dank, liebe Carola, dass du in all der Zeit immer unterstützend dabei warst, mit meinem Tempo und meinen Ideen Schritt halten konntest und hoffentlich auch in Zukunft noch so viel Spaß an unserer Zusammenarbeit haben wirst wie ich.

Eine besonders große Stütze war vor allem auch mein Mann, da er immer daran geglaubt hat, dass das mein Weg sein würde und dass genau dieser Ansatz ein großer Gewinn für die Familien und Erwachsenen sein könnte. Vielen Dank, mein Schatz, dass du immer mit Rat und Tat hinter mir stehst und nicht müde wirst, als wertschätzender Kritiker mich und meine Arbeit voranzubringen. Danke, dass du mich so nimmst, wie ich bin.

Unser Motto:

- Nur wer selbst ADS/ADHS kennt oder erlebt hat, kann verstehen, wie es sich anfühlt.
- Praxis anstatt graue Theorie.
- Mut machen und stärken, anstatt zu pathologisieren.
- Immer ein offenes Ohr.
- Auf Anfragen und Fragen melden wir uns schnellstmöglich.
- Bei dringendem Bedarf erhalten unsere Coachees sofort Hilfe.
- Keine langen Wartezeiten.
- Wertschätzung bewegt unser Team und unsere Arbeit.

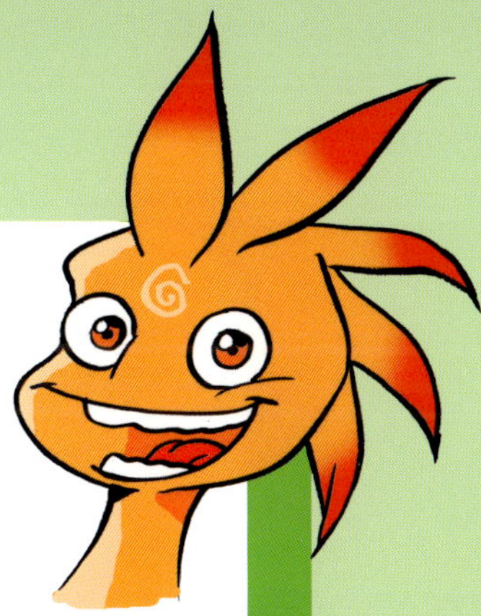

- Unsere Arbeit kurz zusammengefasst:

- Die eigenen Kräfte erkennen und selbst mobilisieren lernen.
- Nur Verhaltensänderungen, welche aus eigenem Antrieb entstanden sind, haben auf Dauer Erfolg.
- Coaching heißt hier explizit Beratung ohne Ratschlag.
- Diese besondere Art der Beratung ist ein elementarer Baustein des Konzeptes und wird von den Eltern, Lehrern und besonders den Kindern gut angenommen
- Systemisch und integrierend.

Schon nach kurzer Zeit merkten wir, dass die Nachfrage nach unseren Trainings sehr groß wurde. Und damit die Familien nicht zu lange auf einen Platz warten müssen, habe ich die Ausbildung zum systemischen ADS-Coach konzipiert und es geschafft, dass diese über einen übergeordneten Coaching-Verband zertifiziert wird.

Besonders erfreulich dabei war es für mich zu sehen, dass dieses System, also die Kombination von Training und Coaching, nicht nur mit mir und meiner Person funktioniert, sondern dass auch die Coaches der ADS-Lernwerkstatt erfolgreich mit den Familien arbeiten können.

Liebe Eltern, ich glaube, Sie wissen, wovon ich spreche. Ist es Ihnen auch schon mal so ergangen, dass Sie nicht mehr wissen, wo Ihnen der Kopf steht und was Sie tun können, damit Ihre Situation im Alltag sich endlich entspannt? Nach langer Suche bekommen Sie eine Adresse, an die Sie sich wenden können, und erfahren dann, dass Sie mindestens zwei bis drei Monate oder sogar bis zu einem Jahr Wartezeit haben. Hat sich die Situation innerhalb einer Familie zugespitzt, ist diese Wartezeit eindeutig zu lang.

Schnell, das war mir immer wichtig, da ein Kind und somit die Familie nicht Monate warten kann, wenn es brennt; bei dringendem Bedarf braucht es innerhalb von maximal drei Wochen einen Termin oder – in ganz dringenden Fällen – sofort.

Besonders stolz bin ich auf den Coaching Award: Eine Auszeichnung, die uns im Rahmen der Coaching Convention, Köln 2009, für unsere Arbeit, für besondere Verdienste und Leistungen verliehen wurde.

Ich denke, unser Erfolg und unser immenser Start zeigen, dass dieses Thema unbedingt ein neues Konzept und eine systemische Betrachtung nötig hatte.

COACHING
AWARD 2009
GEWINNER

3. Was ist ADS/ADHS? Häufige Fragen

■ Viele Fragen stellen sich tagtäglich Eltern von ADS-betroffenen Kindern. In den Medien werden dazu viele Diskussionen zur Erziehung von »auffälligen Kindern« angeheizt. Eltern müssen sich zwischen Schuldzuweisungen, Rechtfertigungen und Erschöpfungszuständen zurechtfinden, um doch endlich einen guten Weg für die Erziehung ihres ADS/ADHS-Kindes zu finden.

Denn ADS zählt zu den häufigsten Entwicklungs- und Verhaltensstörungen im Kindesalter und braucht besondere Kompensationsstrategien für eine gute Entwicklung der Kinder und zur Stärkung des Familiensystems.

Hier die häufigsten Fragen der Eltern:

Was versteht man unter ADS/ADHS und woran erkennt man es?

ADS/ADHS ist die Abkürzung für den Begriff Aufmerksamkeits-Defizit-(Hyperaktivitäts-)Syndrom. Im Englischen versteht man darunter den Begriff Attention Deficit Disorder (Hyperactive) Syndrom. ADSler zeigen immer wieder Verhaltensauffälligkeiten in drei Bereichen:

- Unaufmerksamkeit und hohe Ablenkbarkeit
- Hyper-/Hypoaktivität
- Impulsivität und impulsives Arbeitsverhalten

Abkürzungen und Begriffe:

HKS hyperkinetisches Syndrom

ADD attention deficit disorder

ADHD attention deficit hyperactive disorder

MCD minimale cerebrale Dysfunktion

POS psychoorganisches Syndrom (in der Schweiz gebräuchlich)

(Aust-Claus, Hammer, »ADS – Eltern als Coach«, S. 15)

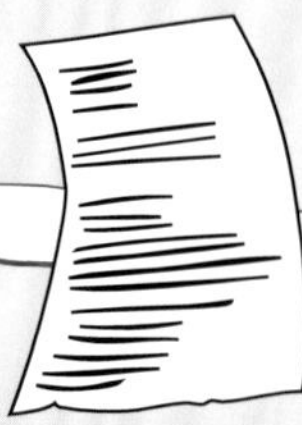

Siehe ICD 10 – Diagnoseschlüssel (Kapitelende) und DSM IV – Fragebogen (Kap. 10: Materialien)

Diese Auffälligkeiten müssen schon im Vorschulalter erkennbar sein und länger als sechs Monate andauern.

Die Diagnose wird nach internationalen, von der WHO (World Health Organization) definierten Diagnosekriterien nach ICD 10 (Internationale Klassifikation psychischer Störungen) oder DSM IV (Diagnostisches und statistisches Manual Psychischer Störungen IV, 1996) gestellt.

■ Oftmals werde ich von Eltern gefragt: »Bedeutet das jetzt, dass ich meinem Kind zu wenig Aufmerksamkeit gegeben habe, hat es deswegen diese Probleme?«

Diese Frage kann ich mit einem klaren Nein beantworten, da man unter dem Begriff Aufmerksamkeitsdefizitsyndrom versteht, dass die betroffenen Kinder und auch Erwachsenen oftmals nicht lange genug die Aufmerksamkeit auf die jeweilige Aufgabe halten können.

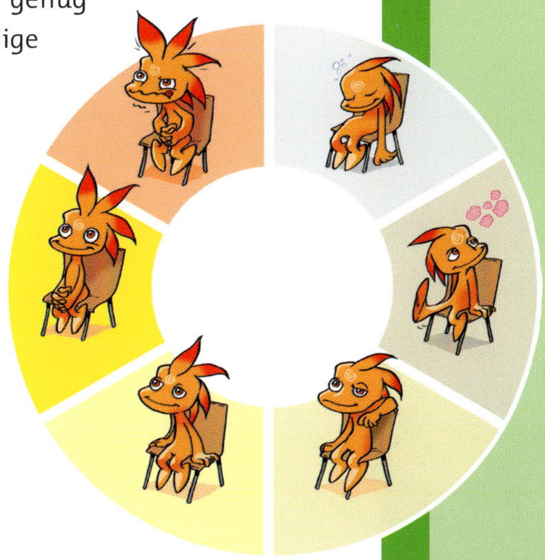

In meiner Praxis berichten mir immer wieder Kinder, dass sie gar nicht wissen, wie es sich anfühlt, aufmerksam und konzentriert zu sein. Dieses Gefühl zu vermitteln, das bewusste Einschalten der Konzentration und das Trainieren einer längeren Konzentrationsspanne, ist eine unserer Aufgaben als Coach.

■ Es handelt sich nach Auffassung vieler Forscher bei ADS/ADHS um eine vorwiegend erblich bedingte Regulationsstörung des Neurotransmitterstoffwechsels. Die Reizweiterleitung wird durch die sogenannten Neurotransmitter bewirkt (u.a. Dopamin und Noradrenalin), die der Körper selbst produziert. Die Ausschüttung und Aufnahme dieser Botenstoffe befindet sich bei ADS-/ADHS-Betroffenen nicht im Gleichgewicht. Kinder beschreiben diesen Zustand häufig folgendermaßen: »Ich habe manchmal das Gefühl, dass alle meine Sinne durcheinander sind, ich höre zu viele Geräusche, ich sehe zu viele Dinge und es fällt mir schwer, mich auf den Lehrer zu konzentrieren. Ständig werde ich abgelenkt.«

Je mehr die einzelnen Komponenten Umwelt und soziales Umfeld auf diese Veranlagung einwirken, desto mehr wird der Schweregrad, der Zeitpunkt und der Verlauf von ADS beeinflusst.

Was ist der Unterschied zwischen ADS und ADHS?

ADS Unter ADS versteht man die Eigenart derjenigen Kinder, die durch ihre Langsamkeit und Verträumtheit auffallen. Diese Kinder haben oftmals große Probleme mit der Zeitplanung ihrer Hausaufgaben. Sie brauchen also oft Stunden für Aufgaben, die in einem Bruchteil der Zeit erledigt sein müssten. Auch fallen sie häufig negativ wegen ihrer Langsamkeit auf; sie ernten dafür meistens Kritik und Unverständnis. Dieses verstärkt dann wiederum das Verhalten und die Zurückgezogenheit der Kinder: Hohe Ablenkbarkeit, geringes Selbstwertgefühl und Antriebslosigkeit bzw. Verträumtheit sind die Folge.

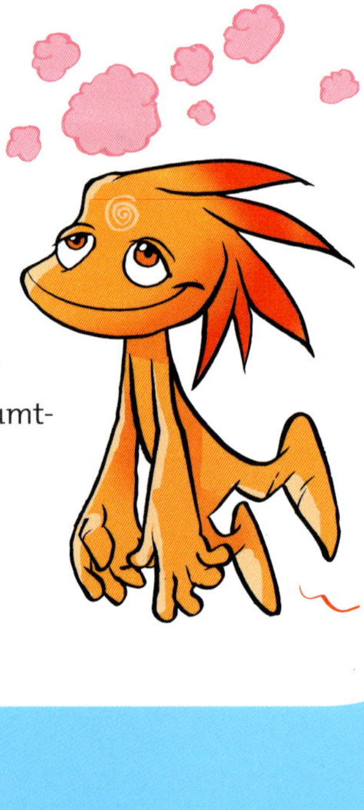

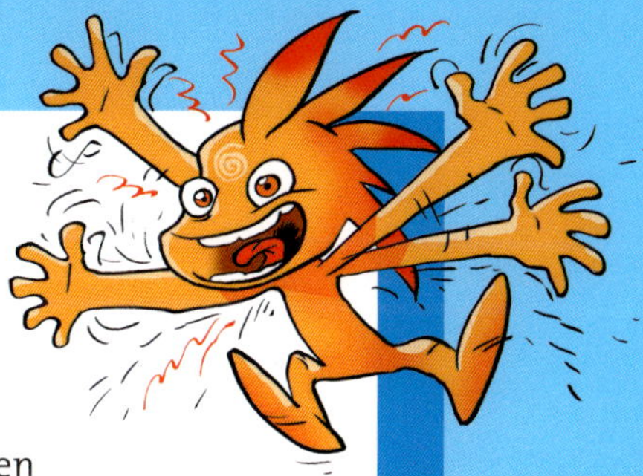

ADHS Kinder, welche unruhig, hyperaktiv, rastlos sind und oftmals durch ihr negatives Sozialverhalten auffallen, nennt man auch hyperkinetisch oder hyperaktiv. Es fällt den Kindern schwer, Regeln einzuhalten, sich in Warteschlangen anzustellen oder in unstrukturierten Zeiten nicht anzuecken (wie z.B. Umkleidesituationen beim Sportunterricht oder im Pausenhof).

Neben den beiden Formen gibt es Mischformen, die aber immer wieder signifikante Symptome aus den drei Bereichen Aufmerksamkeit, Impulsivität und Hyper- / Hypoaktivität zeigen.

- Der Einfachheit halber gebrauche ich für alle Formen im Buch den Begriff ADS.

- Oft werden diese Kinder von Klassenkameraden ausgeschlossen und wegen ihrer Andersartigkeit gehänselt. Erwachsene unterschätzen auch manchmal die intellektuellen Fähigkeiten und die Sensibilität dieser Kinder.

ADSler sind intellektuell manchmal zwei Jahre voraus und von der sozialen Reife ein bis zwei Jahre hinterher.

Welche Probleme kommen häufig bei ADS-Familien vor?*

* Siehe: Alfred, Adam u.a.: ADHS-Praxishandbuch, ADHS-Zentrum München, S. 14

- 42 % der Kinder wiederholen mindestens einmal die Klasse (USA)
- 5 Fehltage jährlich mehr als der Durchschnitt (USA)
- vermehrte Erziehungsprobleme der Eltern
- Mütter sind häufiger depressiv
- vermehrte Partnerschaftsprobleme
- mangelnde soziale Fähigkeiten
- soziale Isolation
- schwieriges Verhältnis zu Geschwistern und Kameraden

Wie viele Menschen haben ADS?

Etwa 5 % der Kinder in Deutschland sind betroffen, davon Jungen viel mehr als Mädchen. Allerdings werden Mädchen, welche häufiger zum Träumerchen mit und ohne depressive Verstimmungen neigen, oftmals erst gar nicht als ADSler erkannt und somit diagnostiziert.

Wächst sich ADS aus?

Bis vor Kurzem war man der Auffassung, dass sich ADS auswächst, das heißt, man dachte, dass nach der Pubertät, spätestens im Erwachsenenalter ADS nicht mehr vorherrscht. Heute weiß man, dass es noch sehr viele Erwachsene gibt, die ADS haben. Erwachsene mit ADHS berichten, dass sich die äußere Hyperaktivität und Zappeligkeit von früher in eine innere Getriebenheit und Rastlosigkeit umgewandelt hat. Die Differenzierung zwischen Depressionen und ADS sollte bei der Diagnostik genauer beleuchtet werden.

Wer diagnostiziert ADS?

Ärzte der Kinder und Jugendpsychiatrie, KJPler oder Kinderärzte.

Regionale ADS-Netzwerke geben den Eltern dazu Adressen von Ansprechpartnern, welche sich mit dem Thema genauestens befassen, an die Hand.

Wie wird diagnostiziert?

Immer umfassend, d.h. für eine Diagnostik ist Folgendes wichtig:

- die körperliche Untersuchung mit Blutbild
- Befragung der Eltern und weiterer Bezugspersonen
- Beobachtung des Verhaltens über einen längeren Zeitraum
- neuropsychologische Untersuchungen
- eine genaue Anamnese

Eine Diagnostik, die allein auf Fragebögen beruht, ist nicht aussagekräftig genug!

Nicht alle unkonzentrierten, impulsiven und sehr aktiven Kinder haben ADHS.

■ Aber denken Sie daran, nicht alle unkonzentrierten, impulsiven und sehr aktiven Kinder haben ADHS. Sollte Ihr Kind aber »schon immer« chaotisch, unkonzentriert, impulsiv, verträumt oder hyperaktiv gewesen und in der Familie und auch in der Schule in schwierige Situationen geraten sein, informieren Sie sich zu dem Thema. Es könnte von Nutzen sein.

■ Damit Sie auch bei der Diagnostik Ihres Kindes wissen, was sich hinter dem Diagnoseschlüssel verbirgt, finden Sie hier einen kurzen Auszug:

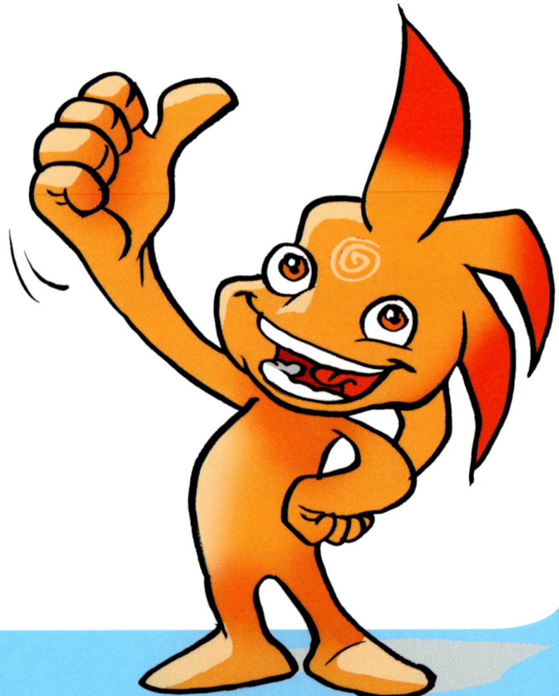

ICD-10 Internationale Klassifikation der Krankheiten 10:

ICD-10-GM Version 2010

Kapitel V: Psychische und Verhaltensstörungen **(F00-F99)**

Verhaltens- und emotionale Störungen mit Beginn in der Kindheit und Jugend **(F90-F98)**

F90 Hyperkinetische Störungen

Kinder, die unter hyperkinetischen Störungen leiden, haben Mühe, eine Aufgabe konzentriert zu beenden, bevor sie zur nächsten Beschäftigung wechseln und sind sehr sprunghaft in ihren Tätigkeiten. Hinzu kommen oft sehr stark ausgeprägte Störungen des Sozialverhaltens sowohl im Umgang mit Erwachsenen als auch mit Kindern. Nicht dazu zählen gefühlsbetonte Störungen, Angststörungen, Schizophrenie und tiefgreifende Entwicklungsstörungen (F30–F39; F41.-, F93.0; F20.-; F84.-)

F90.0 Einfache Aktivitäts- und Aufmerksamkeitsstörung

Dies beinhaltet generell die Hyperaktivität. Nicht eingeschlossen sind in dem Zusammenhang hyperkinetische Störungen des Sozialverhaltens. (F90.1)

F90.1 Hyperkinetische Störung des Sozialverhaltens

Dies betrifft auch eine hyperkinetische Störung gekoppelt mit einer Störung des Sozialverhaltens.

F90.8 Sonstige hyperkinetische Störungen

F90.9 Hyperkinetische Störung, nicht näher bezeichnet

Dies beinhaltet das Hyperkinetische Syndrom und die hyperkinetische Reaktion der Kindheit und des Jugendalters.

F91.- Störungen des Sozialverhaltens

Störungen des Sozialverhaltens sind bestimmte, extreme und auffällige Verhaltensweisen. Sie treten nach einem bestimmten Muster wiederholt auf und beinhalten aufsässiges, friedloses und überreiztes Verhalten in gesteigertem Maße. Hervorstechend ist dies besonders dann, wenn der Respekt anderen gegenüber nicht gewahrt bleibt und von altersgerechten Verhaltensweisen extrem abweicht. Nicht dazu gehören gefühlsbetonte Störungen, diese gekoppelt mit emotionalen Störungen, hyperkinetischen Störungen, Schizophrenie und massive Entwicklungsstörungen (F30-F39; F92.-; F90.1; F20.-; F84.-).

F91.0 Auf den familiären Rahmen beschränkte Störung des Sozialverhaltens

Diese Beeinträchtigung beinhaltet das oppositionelle und aggressive Betragen und Benehmen ausschließlich im engeren familiären Kreis. Die allgemeinen Kriterien für F91.- müssen für diese Störung erfüllt sein. Es reicht für die Diagnose nicht allein aus, wenn schwer gestörte Eltern-Kind-Beziehungen vorliegen.

F91.1 Störung des Sozialverhaltens bei fehlenden sozialen Bindungen

Kennzeichen für diese Störung ist die Erfüllung der allgemeinen Kriterien für F91.- gekoppelt mit fortwährendem aggressivem und dissozialem Verhalten sowie einer massiven Beziehungsstörung zu Gleichaltrigen. Dies betrifft auch die aggressive, nichtsozialisierte Störung sowie die Störung des Sozialverhaltens in aggressiver Form.

F91.2	**Störung des Sozialverhaltens bei vorhandenen sozialen Bindungen**

Kennzeichen für diese Störung ist die Erfüllung der allgemeinen Kriterien für F91.- gekoppelt mit fortwährendem aggressivem und dissozialem Verhalten. Vorrangig tritt dieses Verhalten bei Kindern auf, die generell gut in die Gruppe der Gleichaltrigen integriert sind. Hinzu zählen auch Straffälligkeiten in Verbindung mit einer Gruppe.

F91.3	**Störung des Sozialverhaltens mit oppositionellem, aufsässigem Verhalten**

Kennzeichen dieser Störung sind klar erkennbarer Ungehorsam, trotziges und bockiges Auftreten, allerdings ohne straffällige Aktionen oder massives aggressives oder dissoziales Verhalten. Im Regelfall findet man diese Störung bei jüngeren Kindern. Für diese Störung müssen die allgemeinen Kriterien für F91.- erfüllt sein: deutlich übermütiges oder ungezogenes Verhalten allein reichen für die Diagnose nicht aus.

Bei älteren Kindern, deren massiv gestörtes Sozialverhalten, das oft gekoppelt ist mit Aggressivitäten, die über das normale Maß hinausgehen, sollte man die Diagnose sehr zurückhaltend stellen.

F91.8	**Sonstige Störungen des Sozialverhaltens**
F91.9	**Störung des Sozialverhaltens, nicht näher bezeichnet**

Dies beinhaltet Störungen des Sozialverhaltens und Verhaltensstörungen in der Kindheit, die nicht näher bezeichnet werden.

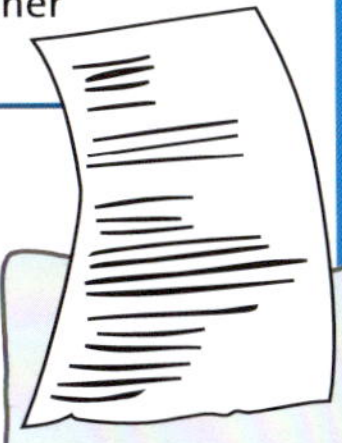

Einen Diagnosefragebogen nach DSM IV finden Sie in Kap. 10: Materialien

Welche Therapien und Medikamente gibt es für mein Kind?

Man geht von einem multimodalen Konzept aus, welches bedeutet, dass ein diagnostiziertes Kind Unterstützung auf verschiedenen Ebenen braucht, um seine Stärken zu erkennen und seine Schwächen zu kompensieren.

Manchmal kann dabei ein Medikament unterstützend sehr wichtig sein, aber es sollte immer das Mittel der letzten Wahl sein. Es muss also vor der Verabreichung eines Medikamentes schon versucht worden sein, mit Hilfe von Trainings, Coaching und Therapien eine Besserung zu erlangen. Sollte aber eine dringende Notwendigkeit bestehen, kann ein Medikament nach sorgfältiger Diagnostik eine erste Entlastung für Kind und Familie darstellen, damit weitere Hilfen greifen können.

Medikamentöse Behandlungsoptionen des AD(H)S

von Dr. med. Bodo Müller, Chefarzt Kinder- & Jugendpsychiatrie und Psychotherapie

Substanzklasse	Wirkstoff	Präparat	Wirkungseintritt
Stimulanzien	Methylphenidat (nicht retardiert)	Equasym® Medikinet® MethylpheniTAD® 5, 10, 20 mg Tbl Methylphenidat Hexal® Methylphenidat ratiopharm® Methylphenidat 1A Pharma® Ritalin® 10 mg Tbl	Ca. 20 Minuten
Stimulanzien	Methylphenidat retardiert	Concerta® 18, 36, 54 mg Kps	Ca. 40 – 60 Minuten
Stimulanzien	Methylphenidat retardiert	Equasym retard® 10, 20, 30 mg Kps	Ca. 30 Minuten
Stimulanzien	Methylphenidat retardiert	Medikinet retard® 10, 20, 30, 40 mg Kps	Ca. 30 Minuten
Stimulanzien	Amphetaminsulfat	DL-Amphetamin (Rezeptur als Saft oder Tabletten, Kps)	Ca. 20 – 60 Minuten
Noradrenalin Wiederaufnahme-Hemmer	Atomoxetin	Strattera® 10, 18, 25, 40, 60 mg Kps	Nach 4 – 6 Wochen

Kann man ADS auch alternativ behandeln?

> **Wer heilt, hat recht – was hilft, ist richtig!**

Natürlich gibt es noch mehrere Möglichkeiten, wie zum Beispiel Homöopathie, Ernährungsumstellung, Nahrungsergänzungsmittel und vieles mehr. Wenn Eltern mich fragen, was ich davon halte, kann ich diese Frage ganz klar beantworten: Probieren Sie's aus – sollten Sie nach zwei bis drei Monaten keine deutliche Verbesserung feststellen, ist es wohl nicht das Richtige. Es gibt kein Allheilmittel, aber individuell angewandt hat das eine oder andere tolle Ergebnisse erzielt.

Die gängigsten Medikamente im Überblick

(Tabelle aus: Dr. med. Bodo Müller: »Aktuelle medikamentöse Behandlungsstrategien bei AD(H)S«, in: »neue Akzente«. Vereinszeitschrift – ADHS-Deutschland e.V., Heft 75, 1/2007, S. 4f.)

Wirkdauer	Freisetzung des Wirkstoffs	Empfohlene tägliche Dosis	Dosen pro Tag
2–3–4 Std. (Maximaler Wirkspiegel nach 1 Std.)	100%	Mittlere tägl. Dosis 0,4–1 mg/kg Körpergewicht	(1–)2–3(–4)
(6)–8–12 Stunden	22% : 78%	Mittlere tägl. Dosis 0,5–1 mg/kg Körpergewicht	1 Ggf. Kombination mit nicht ret. Methylphenidat
6–8 (10) Stunden	30%–70%	Mittlere tägl. Dosis 0,5–1 mg/kg Körpergewicht	1 (–2) Ggf. Kombination mit nicht ret. Methylphenidat
6–8 (10) Stunden	50% : 50%	Mittlere tägl. Dosis 0,5–1 mg/kg Körpergewicht	1 (–2) Ggf. Kombination mit nicht ret. Methylphenidat
3–6 Stunden Maximum nach 1,5 Stunden	100%	Mittlere tägl. Dosis 0,25–0,5 mg/kg Körpergewicht	1 (–2) Ggf. Kombination mit nicht ret. Methylphenidat
24 Stunden	100%	0,3 (0,5) mg/kg Körpergewicht als Initialdosis, im Verlauf wöchentl. Steigerung bis auf max. 1,2 mg/kg Körpergewicht oder 80 mg Gesamtdosis bei KG über 70 kg	1 (–2)

4. Schluss mit Mythen und Märchen

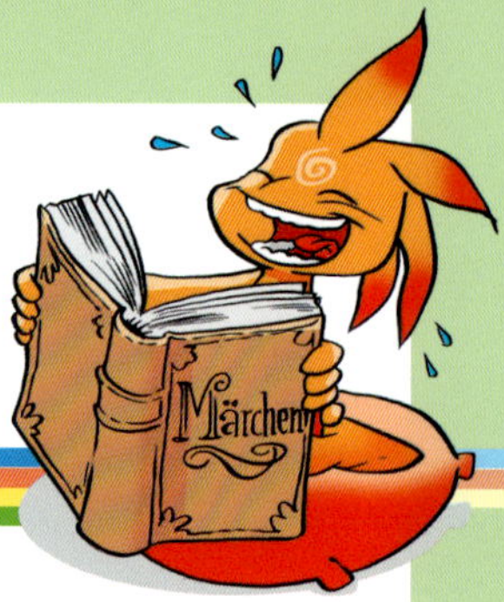

■ Fragen Sie Ihren Nachbarn oder einen guten Bekannten, ob er denn schon mal etwas über ADS gehört hat. Die erste Antwort könnte zum Beispiel sein: »Das ist dieses Aufmerksamkeitsproblem.« Oder: »Das sind doch die Kinder, die durch Tabletten ruhiggestellt werden.« Oder: »Das gibt es nicht, das ist nur schlechte Erziehung.«

Sie werden zu dieser Frage viele Antworten finden, aber leider nur wenige richtige. Woran liegt das?

Daran, dass dieses Thema immer noch so stark tabuisiert ist. Fragen Sie Ihren Nachbarn oder einen guten Bekannten, was denn Diabetes ist, dann bekommen Sie ganz schnell die richtige Antwort. Selbst in den Elterntrainings kommen Eltern in den Raum und schauen erst einmal ängstlich, ob sie denn vielleicht irgendjemanden der anderen Eltern kennen könnten. Selbst bei unseren Trainingskindern kommt es manchmal vor, dass sich zufällig bei einem unserer Gruppentreffen zwei Mütter oder Väter begegnen, die sich schon lange kennen, aber nicht wussten, dass auch ihr Kind von ADS betroffen ist.

Und wenn man die Mythen und Märchen von ADS kennt, dann weiß man auch, warum manche Eltern es vorziehen, nicht zu sagen, dass ihr Kind betroffen ist.

Mythos 1:
»ADS gibt es nicht«

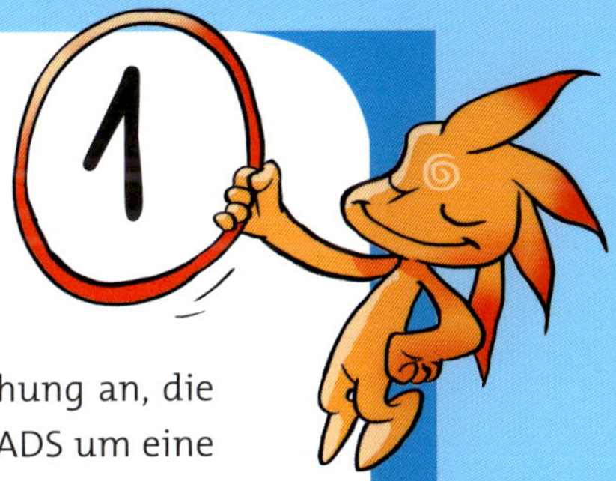

■ Schauen wir uns die dazugehörige Forschung an, die mittlerweile belegen kann, dass es sich bei ADS um eine neurobiologische Störung handelt.

Die Neurotransmitter, also Botenstoffe in bestimmten Hirnregionen, Dopamin und Noradrenalin, funktionieren nicht optimal. Deswegen entstehen bei der Informationsaufnahme und dem Abspeichern für ADSler Probleme. Sogar in Positronen-Emissions-Tomographien lässt sich dies bildlich darstellen.

■ Liebe Eltern, lassen Sie sich nicht von anderen verunsichern, die selbst keine davon betroffenen Kinder haben, aber Ihnen genau erzählen können, was Sie besser tun sollten. An dieser Stelle fällt mir ein schöner Satz ein: »Ratschläge sind auch Schläge.«

> **ADS lässt sich wissenschaftlich belegen. Das brauchen wir alle nicht zu bezweifeln.**

Als Coach empfehle ich, Ratschläge daraufhin zu überprüfen, ob es für Sie Sinn macht, diese auch zu befolgen. Wichtig dabei ist es, sich nicht trotzig zurückzuziehen.

Heute kann ich ganz entspannt bleiben, wenn mir wieder einmal jemand erklären möchte, dass es ADS gar nicht gibt, sondern dies nur eine Ausrede für unerzogene Kinder ist.

Mythos 2:
»ADS ist ein Erziehungsfehler«

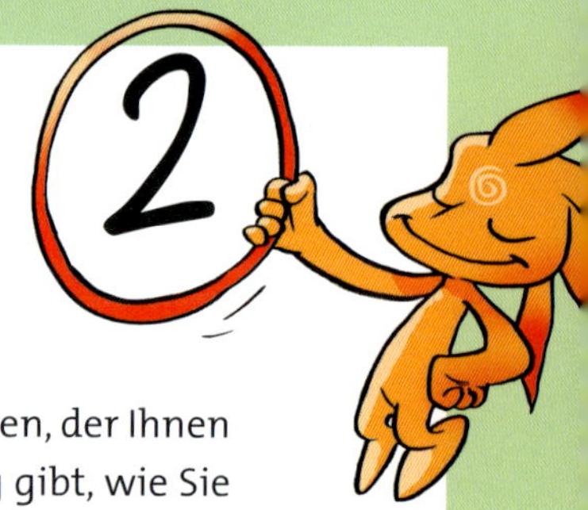

Immer wieder wird Ihnen jemand begegnen, der Ihnen gute Tipps und Ratschläge mit auf den Weg gibt, wie Sie denn Ihr Kind besser erziehen könnten. Dann denken Sie sich einfach nur, dass Sie sich mit dem Thema besser auskennen.

Ich habe dazu Folgendes erlebt: Eine Mutter versuchte unter großer Mühe, mit ihren beiden Kindern beim Einkaufen die Einkaufsliste abzuarbeiten. Dabei hatte sie ein Kind neben sich laufen, drei Jahre alt, und ein anderes Kind, eineinhalb Jahre alt, saß im Einkaufswagen und versuchte immer wieder aufzustehen. Ein Kind lief also ganz brav an ihrer Hand, das andere versuchte den Einkauf selbst zu erledigen, indem es sich immer wieder aus dem Sitz befreien und verschiedene Dinge aus dem Regal ziehen wollte. So stellte sie den Einkaufswagen schließlich vorausschauend und bewusst mittig ab – wir würden auch sagen: mitten in den Weg –, um ihren Einkauf etwas stressfreier zu gestalten. Da kam ein Mann mit einem anderen Wagen auf sie zu, packte den Wagen mit dem Kind und stellte diesen zur Seite. Er sagte vorwurfsvoll zur Mutter: »Können Sie denn nicht Ihren Wagen woanders hinstellen, muss der denn mitten im Weg stehen?«

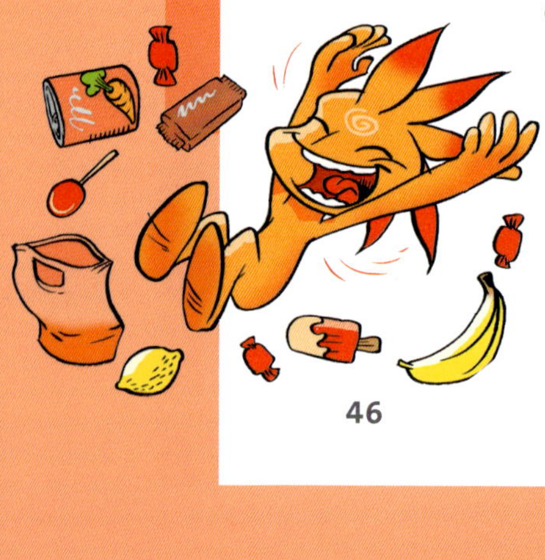

Kaum hatte er das gesagt, nahm das Kind im Wagen auch schon, sich freuend auf ein Mittagessen, aus dem Nudelregal eine Raviolidose und ließ dabei noch zwei weitere zu Boden fallen. Eine bekam eine riesige Delle. Wieder schaute der Mann vorwurfsvoll auf die Mutter und sagte: »Das ist ja unmöglich, Sie sollten Ihr Kind besser erziehen.« Völlig fassungslos stand die Mutter mit dem braven Kind an der Hand da. Sie war betroffen. Ein neuer Teufelskreis von Schuldzuweisungen und Selbstzweifeln begann.

Schluss mit Selbstvorwürfen! Wenn es um ein ADS-Kind geht, sollten Sie nicht verzweifeln und glauben, Sie hätten versagt.

Loben Sie kleine Fortschritte und Erfolge und sehen Sie nichts als selbstverständlich an.

- Ein Kind mit ADS braucht von seinen Eltern und anderen Bezugspersonen ganz besonders viel Lob, Anerkennung, Wertschätzung und Vertrauen.

Weil die Kinder oftmals im Negativen Beachtung finden, ist es umso wichtiger, ganz bewusst die kleinen positiven Erfolgserlebnisse wieder zu sehen und herauszustellen. Vieles, was bei anderen Kindern als selbstverständlich gilt – wie zum Beispiel Büchertasche einräumen, Hausaufgabenheft führen, Ordnung im Zimmer halten (na ja, lassen Sie uns dabei mal nicht so streng sein) – fällt Kindern mit ADS unheimlich schwer. Dadurch, dass sie den Fokus oftmals nicht auf das Wesentliche lenken können, vergessen sie einfach, Hausaufgaben aufzuschreiben, weil ja gerade die Glocke geläutet hat und man den Bus erwischen muss. Diese Kinder möchten viele Dinge gleichzeitig erledigen, finden nur nicht den richtigen Anfang und die richtige Reihenfolge. Dafür brauchen sie Strukturhilfen, welche andere Kinder oftmals nicht so dringend benötigen. Ohne diese Strukturhilfen und das positive Feedback in ihrem Umfeld Schule durch Lehrer und Klassenkameraden geben ADSler zu schnell auf und sind frustriert. Eltern haben auf den schulischen Erfolg nicht so viel Einfluss wie Lehrer und Klassenkameraden.

ADSler sind für vieles gleichzeitig zu begeistern und brauchen einen roten Faden.
So gelingt es ihnen oft, mehr zu schaffen als andere.

Das lässt sich an einem Beispiel aus dem Schulalltag verdeutlichen: In der Grundschule gibt es für die ersten Klassen ein sehr schönes Computerprogramm, welches das Lesen fördern soll. Dabei sammeln die Kinder Punkte, und es gibt für eine hohe Punktzahl Belohnungen. Das Medium Computer ist sowieso sehr gut auch im ADS-Bereich einsetzbar, da es eine Abwechslung zu den herkömmlichen Hausaufgaben darstellt und durch bewegte Bilder stark den visuellen und kinästhetischen Lernkanal anspricht. Was wir allerdings in der ADS-Lernwerkstatt festgestellt haben, ist, dass diese Programme den Konkurrenzkampf der Kinder untereinander stark anheizen. Ein ADSler schafft meistens in seiner ersten Euphorie eine gute Punktzahl, verliert dann aber im Verlauf der Zeit die Lust und somit die Motivation weiterzumachen. Dadurch fallen natürlich auch die Ergebnisse ab, und eine schnelle Frustration bei Nichterreichung des Zieles entsteht. Das ist ganz typisch bei ADS. ADSler kommen schneller an ihre Grenze. Wenn sie nicht zu den Ersten gehören, fehlt ihnen oftmals das Durchhaltevermögen, um wieder nach vorne zu kommen.

■ Liebe Eltern, vielleicht kennen Sie diese Situation. Stellen Sie sich einen gemütlichen schönen Sonntagnachmittag vor, wie er eben sein sollte. Sie haben sich überlegt, eine Radtour zu unternehmen. Man möchte ja als treusorgende Eltern etwas Vernünftiges an der frischen Luft machen, was die Kommunikation innerhalb der Familie fördert. Sie machen das Frühstück, sind gut gelaunt, setzen sich mit Ihrem Mann an den Tisch und warten darauf, dass Ihre Kinder kommen. Was passiert: Das eine Kind kommt verschlafen zum Frühstückstisch. Es meckert, warum die Marmelade nicht die ist, die es eigentlich haben möchte. Vorbildlich erklären Sie, dass Sie es leider nicht mehr geschafft haben, in den Lieblingssupermarkt zu gehen, aber es wird doch wohl auch etwas anderes Essbares finden. Etwas missmutig

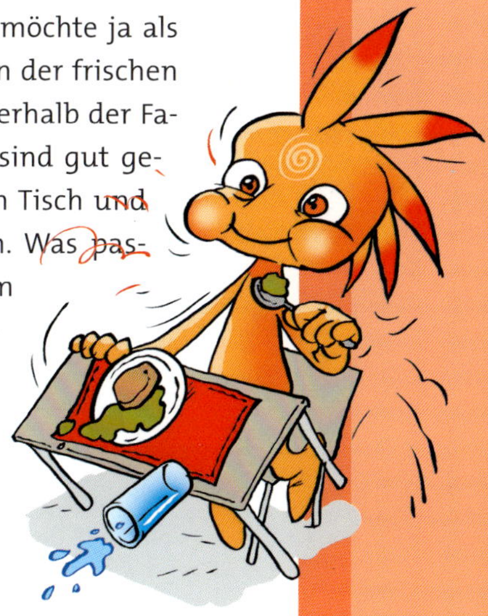

akzeptiert es Ihre Antwort. Nach mehrmaliger Aufforderung kommt nun auch der Bruder und bleibt etwas unglücklich am Stuhl der Schwester hängen. Diese, die sowieso schon genervt ist, meckert ihn an, und er explodiert. Welch ein gemütlicher Sonntag schon am Frühstückstisch! Die Eltern geben die Hoffnung aber nicht auf und verkünden den Kindern freudig, dass sie eine Fahrradtour geplant haben mit der Lieblingseisdiele als Ziel. Die Kinder freuen sich mehr oder weniger. Als die Familie es nach zwei Stunden endlich geschafft hat, alle Fahrräder startklar zu haben, passend gekleidet zu sein und auch das ein oder andere Nützliche dabeizuhaben, starten sie. Das Mädchen, die Jüngere, fährt voller Freude voran. Der Junge ärgert sich, weil er gerade bei seinem Lieblingsspiel unterbrochen wurde und der große Berg, der eigentlich nur ein kleiner Hügel ist, noch bevorsteht. Er meckert schon lange Zeit vorher. Auf den letzten zehn Metern steigt er ab, hängt total frustriert über seinem Fahrrad. Er hat sich doch so angestrengt, und trotzdem hat er es wieder nicht geschafft, den Berg wie seine Schwester hinaufzufahren. Wütend über sich selbst, jammert er auf dem gesamten restlichen Weg. Sie steht oben am Berg und ruft: »Ich habe es schon geschafft, ich bin ganz schnell nach oben gekommen.« Das ist jetzt zu viel für ihn, wütend schmeißt er sein Fahrrad hin und schreit: »Du blöde Kuh!«

Alles was man 200 Mal gehört oder zu sich selbst gesagt hat, glaubt man und speichert es als wahr ab.

Tja, genau so oder ähnlich geht es vielen Eltern, besonders wenn sie sich ganz viel Mühe geben möchten und etwas Schönes für einen Tag geplant haben. Was weiter passierte, können wir uns wohl gut vorstellen. Die Kinder fingen das Streiten an, dabei fiel der Junge hin und schlug sich das Knie auf. Die Eltern versuchten, in Ruhe zu schlichten – dann flippte aber auch der Vater aus.

Die ganze Mannschaft fuhr wieder nach Hause: Die Kinder saßen in ihren Zimmern, schmollten, und die Mutter dachte sich nur: »Was habe ich nur wieder falsch gemacht?« Der Vater vergrub sich in seine Arbeit im Büro und schloss die Tür hinter sich ab.

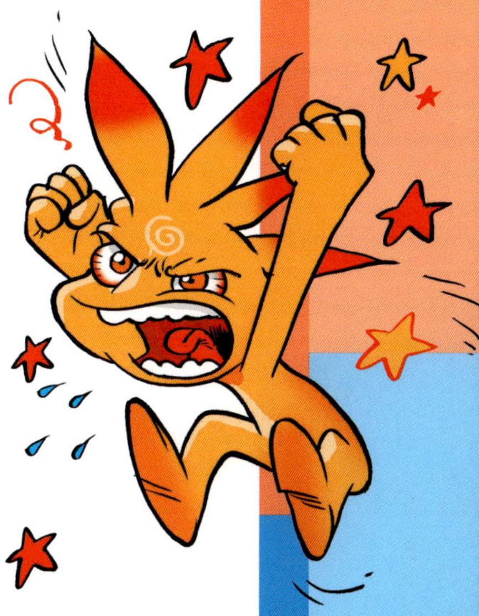

■ Das Problem, das entsteht und immer wieder in den Elterngesprächen offensichtlich wird, ist, dass in unserer Gesellschaft ADS als Erziehungsversagen gesehen wird. Die Eltern sind aber nicht verantwortlich dafür, dass die Impulsivität dieser Kinder sehr hoch ist, dass sie oft nicht das gerade Wesentliche für sich filtern können und dass die Frustrationsgrenze oftmals sehr tief angesetzt ist. Dadurch, dass bei den Kindern immer mehr ihre negativen Seiten beachtet, nicht aber ihre Stärken gesehen werden, verschlechtert sich ihr Selbstbild bzw. das Selbstbewusstsein. Selbst wenn wir als Eltern die Kinder bewusst positiv erziehen, erleben sie viel zu viele negative Dinge außerhalb der familiären Grenzen, die ihre Impulsivität im Verhalten anstacheln.

Als Antwort auf die Frage, ob ADS ein Erziehungsfehler ist, sollten Sie eine Gegenfrage stellen: Wie kommt es, dass bei mehreren Kindern und gleicher Erziehung ganz unterschiedliche Schwierigkeiten auftreten?

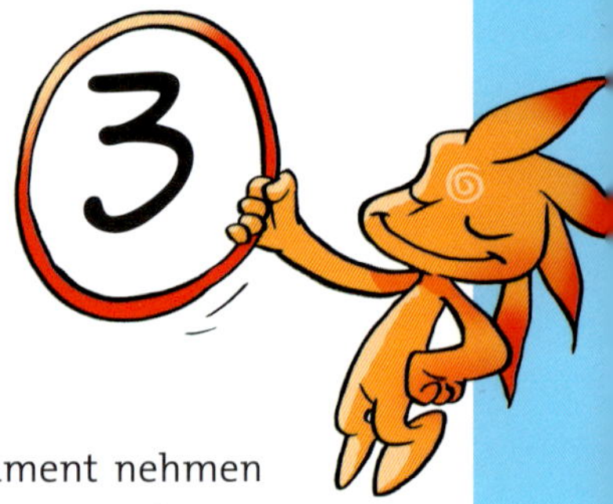

Mythos 3:

»Kinder werden durch Medikamente ruhiggestellt«

■ Wer ein ADS-Kind hat, das ein Medikament nehmen muss, weiß, dass das nicht der Wahrheit entspricht. Im Gegenteil! Dazu einige Beispiele aus der Praxis:

■ Karla ist zehn Jahre alt und gehört zu den Träumerchen. Sie braucht mehr als zwei Stunden für ihre Hausaufgaben, da sie sich immer wieder durch Kleinigkeiten ablenken lässt. Es fällt ihr schwer, anzufangen und dann auch dranzubleiben. Besonders bei den Träumerchen, also den Hypoaktiven, ist es oft schwierig, die Notwendigkeit für eine Diagnosestellung auf ADS zu erkennen. Medikamente sind bei uns in der ADS-Lernwerkstatt immer das Mittel der letzten Wahl und auch nicht von Bedeutung, da wir den Weg der Eltern und Kinder begleiten, nicht aber vorschreiben. Manchmal jedoch geht es nicht ohne. Dennoch: Ein Medikament allein kann nicht den gewünschten Erfolg bringen. Bei Karla haben wir die Eltern im Elterntraining dabeigehabt, damit sie Spezialisten zu dem Thema werden konnten. Karla war einige Stunden bei uns im Training. Durch die Aufklärung zum Thema und die gute Zusammenarbeit mit dem Kinderarzt hat die Familie beschlossen, Karla parallel mit Methylphenidat zu unterstützen. Das Ergebnis war sehr spannend zu beobachten. Karla erzählte, dass sie in der zweiten Schulstunde dem Unterricht viel besser folgen konnte. Sie erklärte es wieder mit einem wunderschönen Bild: Es war als würde ein Schleier oder Nebel auf einmal weg sein. Sie hörte den Lehrer viel klarer und konnte sich auf ihre Arbeit im Unterricht konzentrieren. Dabei fiel es ihr viel leichter, die bereits bei uns gelernten Techniken effektiv einzusetzen.

■ Dieser und auch viele Berichte von anderen Kindern zeigen, dass ADS-Kinder durch Medikamente eben nicht ruhiggestellt werden. Sie werden, wenn sie es wirklich brauchen, durch das Medikament wacher und aufmerksamer. Eines ist dabei allerdings sehr wichtig:

Achten Sie bitte auf eine umfassende Untersuchung, die ein EEG, EKG, eine Blutuntersuchung, eine professionelle Diagnostik und eine Familienanamnese beinhaltet. Denn leider werden

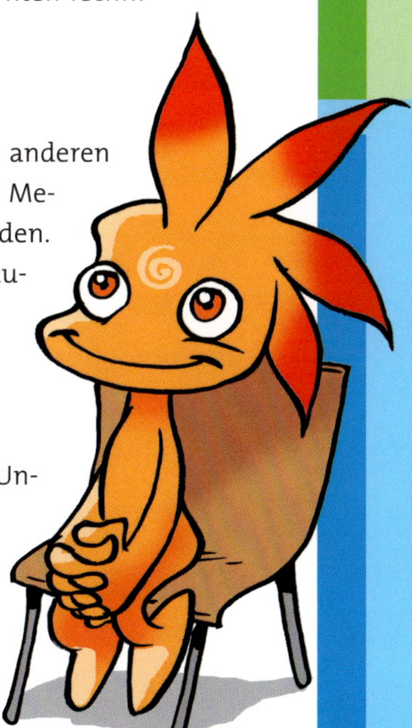

immer noch Kinder mit dem Medikament versorgt oder zu voreilig Präparate verschrieben, ohne den Gesundheitszustand der Patienten genau geprüft zu haben.

- In meinen Vorträgen an Schulen erlebe ich immer wieder, wie stark das Thema »Medikamente« polarisiert. Die Presse trägt auch dazu bei, dass es zu unbegründeten Ängsten kommen kann, wie etwa einer Parkinsonerkrankung als Langzeitnebenwirkung oder einem Abgleiten in eine Drogenabhängigkeit.

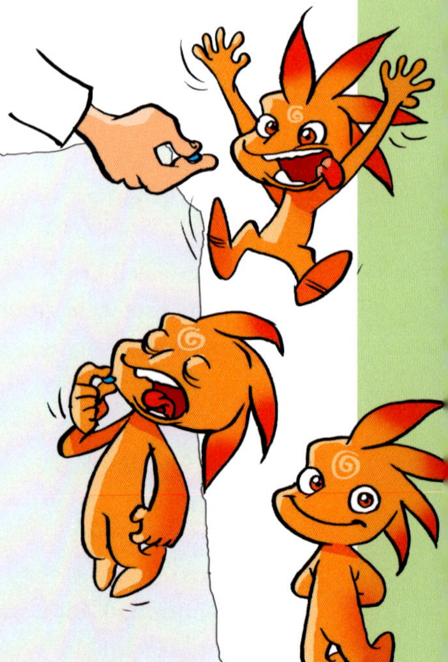

Medikamente sollten immer das Mittel der letzten Wahl sein und sind nur in der Kombination mit anderen Techniken, also multimodal eingesetzt, erfolgreich.

Medikamente wirken bei ADS konzentrationsschärfend und regulieren die Impulssteuerung – sie stellen nicht ruhig.

Die Kinder fühlen sich zwar ruhiger, aber in Form von »konzentrierter« und nicht von »betäubt«!

Mythos 4:

»Methylphenidat und Co. machen abhängig und verändern die Persönlichkeit«

■ In unseren Elterntrainings ergeben sich immer wieder folgende Fragen:

- Wenn ich meinem Kind Medikamente gebe, verändert sich dann seine Persönlichkeit?
- Kann man auch mit alternativen Mitteln, wie zum Beispiel Schüsslersalzen, Homöopathie oder auch Nahrungsergänzungsmitteln, das Thema Medikamente umschiffen?
- Wird mein Kind davon abhängig?
- Welche Nebenwirkungen haben die Medikamente?
- Soll ich den Lehrern oder auch anderen Bezugspersonen erzählen, dass mein Kind dieses Medikament bekommt?

■ Für uns in der ADS-Lernwerkstatt ist es ganz wichtig, die Eltern innerhalb dieses Elterntrainings fit zu machen, damit sie auch gut informiert sind und selbst entscheiden können, ob das Thema Medikament für das eigene Kind von Bedeutung ist.

■ Gut informierte Eltern wissen,

- **dass diese Medikamente nicht abhängig machen.**

Im Gegenteil: Kinder, die aufgrund der Schwere ihres ADS für den notwendigen Erfolg weiterer Maßnahmen Medikamente brauchen und keine verschrieben bekommen, sind eher gefährdet, zu einem späteren Zeitpunkt in eine Sucht zu geraten.

Warum? Ganz klar: Wenn die Trainings oder Maßnahmen ohne Medikament erfolglos bleiben, dann wird sich auch nicht der Teufelskreis innerhalb der Familie, innerhalb der Schule und des Freundeskreises durchbrechen lassen. Die Menge der Frustrationserlebnisse und der Leidensdruck des Kindes werden dadurch viel zu groß. Die Kinder sind dann während der Pubertät oder auch später im Erwachsenenalter stärker gefährdet, alkoholsüchtig, drogenabhängig, nikotinsüchtig oder auch essgestört zu werden.

- **dass die Medikamente die Persönlichkeit nicht verändern.**

Einer der ambivalentesten Momente ist es für Eltern, wenn sie sich nach einer langen Überlegungsphase, die schon mal bis zu mehreren Jahren dauern kann, durchgerungen haben, dem Kind das Medikament unterstützend zu geben. Sie möchten es am liebsten in die Schule begleiten und beobachten, was passiert.

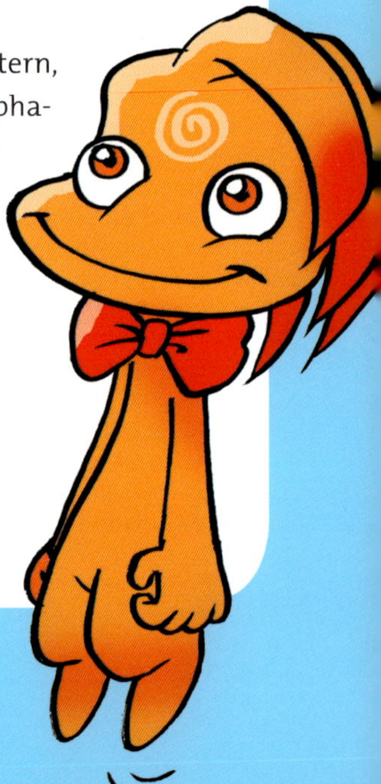

■ Liebe Eltern, ich kann Sie beruhigen, es macht weder poff!, noch wird aus Dr. Jekyll ein Mr. Hyde. Sie werden Ihr Kind ganz normal wie immer erleben, mit dem kleinen Unterschied, dass es zum Beispiel von einiger Entfernung aus gerufen sogar zu Ihnen kommen wird, weil es Sie gefiltert wahrnehmen kann. Sie werden vielleicht auch bemerken, dass Ihr Kind auf einmal weiß, wo die Schuhe hingehören, wenn man sie auszieht. Auch einige Hausaufgaben werden vielleicht anstatt drei Stunden nur eine Stunde dauern. Vor allem im täglichen Geschwisterkampf erleben Sie manchmal ein Kind, das sich nicht so schnell auf die Palme bringen lässt.

Als ein Kind aus unserer Praxis zum ersten Mal dieses Medikament bekam, war ein Schulausflug geplant. Die treusorgende und engagierte Mutter nahm diese Chance wahr und nahm teil am Wandertag. Es war für sie faszinierend zu sehen, dass das Kind auf einmal mit zwei anderen Kindern im Gespräch war. Sie hörte die Kinder sagen: »Du bist ja auf einmal viel netter geworden.« Das Kind bemühte sich immer schon, auf seine Weise Freunde zu bekommen. Es gelang ihm auch schon vor den Medikamenten durch Coaching und Begleitung immer ein Stück besser. Durch das Medikament konnte es jedoch noch viel schneller auf die Signale anderer Kinder reagieren, weil es sie überhaupt erst richtig wahrnehmen und richtig einordnen konnte. Vorher hatte ihn dies noch sehr viel Anstrengung gekostet.

- **dass es nur Sinn macht, Bezugspersonen zu informieren, die sich mit ADS auskennen oder es lernen wollen.**

■ Immer wieder fragen mich die Eltern: »Sollen wir das den Lehrern erzählen?« Ich antworte darauf meistens mit der Gegenfrage: »Haben Sie das Gefühl, dass der Lehrer diesem Thema objektiv gegenüberstehen kann?« Die zweite Frage ist: »Glauben Sie, dass der Lehrer sich mit dem Thema ADS auskennt?«

Wenn diese beiden Fragen mit einem Ja beantwortet werden können, dann habe ich meistens die Erfahrung gemacht, dass es sehr sinnvoll ist, mit dem Lehrer über das Thema ADS und auch ADS und Medikament zu sprechen und ihn in die Arbeit mit einzubeziehen. Erfreulicherweise erlebe ich sehr viele Lehrer, die bereit sind, offen, vorurteilsfrei und engagiert mitzuarbeiten, um das Kind und somit die Familie und auch die Klassengemeinschaft stärken zu können. Ich habe größtes Verständnis und auch Hochachtung vor den Lehrern, die tagtäglich mit ca. 30 Kindern im Unterricht sitzen. Ich glaube, dass es heutzutage als Lehrer sehr schwer ist, die verschiedenen Erziehungsstile der Eltern und die Förderung der sehr unterschiedlichen Kinder unter einen Hut zu bekommen, damit das Ziel, erfolgreich zu unterrichten, nicht verloren geht.

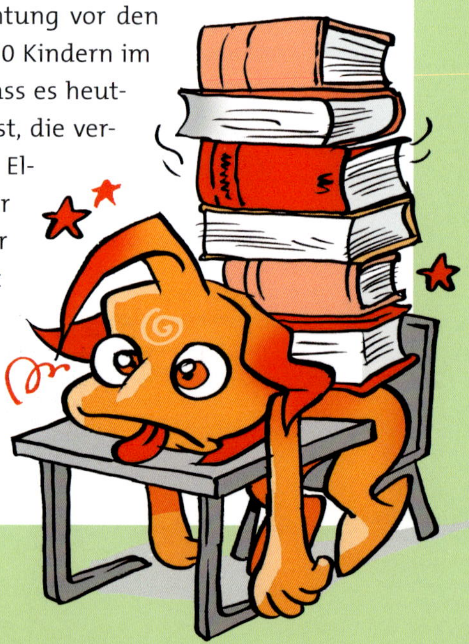

▪ Zum Thema Nebenwirkungen:

Sicher haben diese Medikamente, wie auch andere Medikamente, Nebenwirkungen. Aber eine gute Diagnose und ärztliche Betreuung und Kontrolle machen die Medikamente sehr gut verträglich.

Und ich frage ganz provokativ: Was ist schlimmer – die Nebenwirkungen des Medikaments oder die Nebenwirkungen, die durch die Misserfolgserlebnisse und Frustrationen hervorgerufen werden?

Eltern geben ihren Kindern normalerweise nicht leichtfertig ein Medikament, sondern wägen sehr genau ab, was für ihr Kind das Beste ist. Sie sind die wahren Spezialisten für ihre Kinder.

Liebe Leser, es ist mir sehr wichtig, Ihnen meine ganz persönliche Meinung dazu mitteilen. Ich erlebe es immer wieder, wie Eltern, die es sich wirklich nicht leicht gemacht haben, nach einem langen Leidensweg für sich und für die Kinder die Möglichkeit erwägen, eine Medikation als zusätzliche Hilfe zu bekommen. Ich persönlich sehe, dass, wenn eine fundierte Diagnose stattgefunden hat und es massive Probleme im Elternhaus und in der Schule gibt – und das müssen nicht immer nur Aggression und Streitereien sein, sondern können auch Zurückgezogenheit, Verschlossenheit, Unkonzentriertheit, ein mangelndes Selbstwertgefühl oder sogar Suizidgedanken sein –, es allerhöchste Eisenbahn ist, alle Register zu ziehen, damit es dem Kind und dann auch den Eltern möglichst schnell wieder ein Stück weit besser geht.

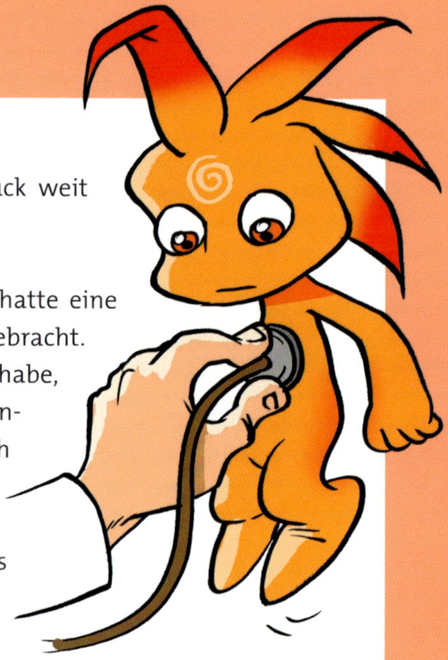

In einem meiner Elterntrainings hatte eine Mutter es genau auf den Punkt gebracht. Sie sagte, dass sie es wirklich satthabe, immer wieder dafür an den Pranger gestellt zu werden, weil sie sich für die Medikation entschieden habe und damit ihrem Kind etwas antue. Sie selbst sehe, dass es seitdem innerhalb des Familienverbandes und auch mit dem Kind große Fortschritte gegeben habe. Sie hat sich diese Entscheidung sicher nicht leicht gemacht. Aber immer wieder versuchen Menschen, die keine Ahnung haben, sie zu verunsichern oder sogar zu verurteilen.

Lassen Sie mich ganz deutlich sagen, wie wichtig gerade bei dieser Problematik tolerantes Verhalten ist. Fast immer kann es mehr bewegen als vorschnelles Bewerten. Ein großes Problem allerdings ist, dass eine mangelhafte Diagnostik zu einem schnellen Verschreiben von Medikamenten führt. Eine Diagnose muss genau überprüft und hinterfragt werden.

- Eltern sollten dazu angeregt werden, sich mit dem Thema so gut vertraut zu machen, dass sie ihre Entscheidung bewusst dafür oder dagegen treffen können.

Sie sollten auf spezialisierte Netzwerke aufmerksam gemacht werden, in welchen sie geeignete Ärzte und Therapeuten finden können. Außerdem müssen Eltern auch immer darüber aufgeklärt werden, wie die Medikamente wirken, sie sollten einen scharfen Blick für nicht gewünschte Veränderungen durch eine eventuelle Überdosierung oder Unverträglichkeit bekommen.

AD(H)S-Netzwerke bieten Informationen und Kontakte.

▪ An dieser Stelle fällt mir die Geschichte einer anderen Mutter ein: Ihr Sohn, der ADS hat, eckte in vielen Situationen sehr stark an. Das führte dazu, dass er in den Zeugnissen sehr schlechte Beurteilungen bekam. Ich kann mich noch genau daran erinnern, wie diese Mutter vor ungefähr eineinhalb Jahren den Tränen nahe vor mir stand, hilflos und ohne Ausweg. Sie erzählte mir, dass bei ihrem Sohn nach einer langen Leidensphase ADS diagnostiziert worden war, dass sie alles Mögliche schon versucht hatte und dass ihr Sohn und die ganze Familie sehr stark darunter litten. Sie erzählte mir auch, dass kaum ein Tag verging, ohne dass ein Anruf eines Lehrers oder eine Mitteilung nach Hause kam. Zu guter Letzt wurde der Sohn auch noch gemobbt und kam jeden Tag schwer belastet nach Hause.

Obwohl ihm die Kinder- und Jugendpsychotherapeuten nach der Testung und Diagnosestellung Methylphenidat verschreiben wollten, hatte sie große Angst davor, diesen Schritt zu tun. Allerdings war mittlerweile der Leidensdruck so groß, dass sie sich sehr quälte, diese Entscheidung zu treffen. Ich habe sie lange über das Thema aufgeklärt, ihr alle Pro und Contras dazu aufgezeigt und ihr noch zusätzlich Literatur, die das Für und Wider von Medikamenten beinhaltete, gegeben.

Als ich sie dann etwas später wieder traf, erzählte sie mir, dass sie sich nun dafür entschieden habe und dass ihr Sohn seit zwei Wochen dieses Medikament zur Unterstützung nähme. Sie war sehr erstaunt darüber, was sich seitdem verbessert hatte. Nicht nur im schulischen, sondern auch im familiären Bereich.

Ungefähr ein Jahr später saß sie vor mir und erzählte, was sich seitdem alles ergeben hatte: Ihr Sohn bekam mittlerweile die besten Bemerkungen im Zeugnis, war aus der Mobbing-Situation heraus, hatte Freunde in seiner Klasse gefunden und sein Schriftbild hatte sich um einiges verbessert. Er war wieder glücklicher, hatte Erfolgserlebnisse und war auch zu Hause entspannter und weniger impulsiv im Umgang mit den Geschwistern.

Ich fragte sie, wie sie denn das Medikament aus heutiger Sicht beurteilt. »Das Medikament war für uns und vor allem für meinen Sohn ein großer Segen.«

Natürlich läuft das nicht immer so, und es gibt auch andere Beispiele, bei denen es nicht funktioniert. Ein Medikament ist eben kein Zaubertrank!

Ich finde es folglich sehr überheblich, über etwas zu urteilen, was man selbst nicht kennt oder nicht erlebt hat. Natürlich ist es leichter, Eltern zu kritisieren, dass sie ihr Kind »unter Drogen setzen« oder »ruhigstellen«.

■ Wer allerdings jemals erlebt hat, wie eine Familie und vor allem ein Kind leiden kann und sich dann doch nach wirklich langen und reiflichen Überlegungen für das Medikament entschieden hat, wird dies bestimmt anders sehen. Die medikamentöse Gabe kann manchmal ein wahrer Segen sein, wenn durch professionelle Begleitung eine gute Einstellung und Kontrolle erfolgt. Wer dies aus der Praxis kennt, weiß, dass dieses Medikament alles andere ist als eine Droge oder eine Ruhigstellung. Denn das Kind wird weder abhängig davon, noch zeigt es bei einer guten Einstellung und Kontrolle irgendwelche Anzeichen dafür, dass es abwesend oder auch apathisch ist.

Was wäre denn passiert, wenn sich diese Mutter damals anders entschieden hätte? Können Sie sich das vorstellen?

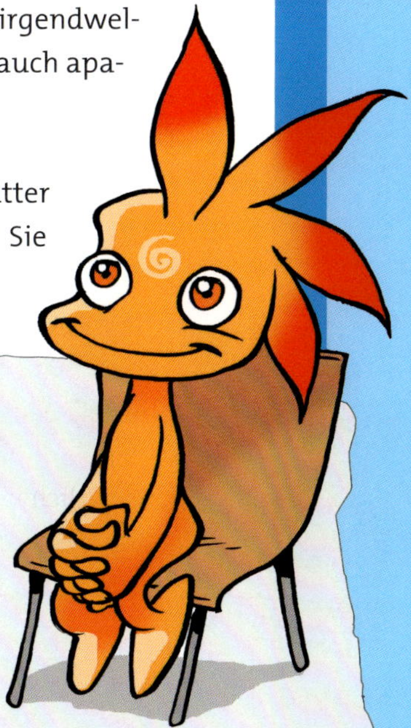

Lasst doch endlich die Eltern in Ruhe!
Unterstützt und versteht,
aber verurteilt nicht!

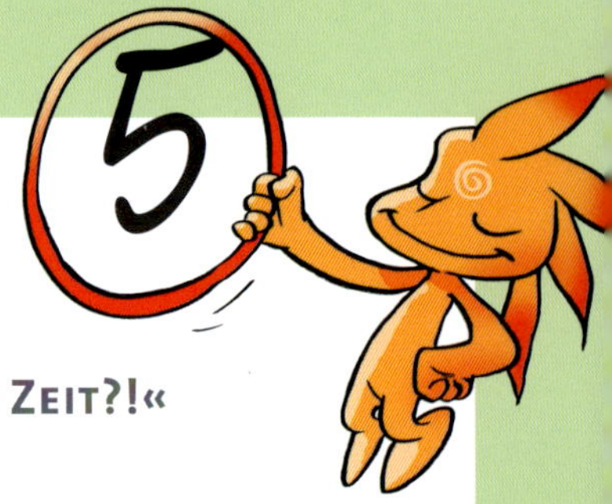

Mythos 5:

»ADS: eine Modekrankheit oder eine Reaktion auf unsere Zeit?!«

■ In meinen Vorträgen und Seminaren kommt immer wieder die Frage der Teilnehmer auf: »Gab es ADS eigentlich schon immer, oder ist es einfach nur so, dass momentan ADS in Mode gekommen ist?« Die Teilnehmer, Lehrer und Erzieher, aber auch Eltern, erzählen dabei von ihrer Erfahrung, dass es immer mehr Kinder mit der Diagnose ADS/ADHS gibt. Dabei stellt man sich die Frage, warum in unserer Zeit immer mehr Kinder ADS haben. Die Antwort darauf ist ganz einfach:

■ Vor 25 Jahren, als ich ja auch schon zu den ADS-Kindern gehörte, war der Erkenntnisstand mit dem heutigen noch nicht zu vergleichen. Gerade in der Neurowissenschaft, insbesondere der Neurobiologie, hat es erstaunliche Fortschritte gegeben. (Vgl. auch Kap. 3 und 4)

Seit den 90er Jahren wird der Begriff »Modekrankheit« zwar häufig und gern im Zusammenhang mit ADS benutzt. Doch wenn es zu einwandfreien Diagnosestellungen kommt, wird schnell deutlich, dass dies ungerechtfertigt ist. Einerseits gibt es heutzutage die besseren Möglichkeiten, ADS zu diagnostizieren, und andererseits führen vor allem auch die vielfältigen »Fortschritte« unserer Zeit, beispielsweise Hektik, Stress und Bewegungsmangel, dazu, dass ADS nur offensichtlicher wird. Vor 25 Jahren lebten ADSler in einer völlig anderen Welt: Kinder hatten mehr Gelegenheit zu spielen, zu toben und zu faulenzen. Und nicht nur für Kinder hat sich seitdem entscheidend viel verändert.

■ Überlegen wir uns doch einmal, wie es war, als man früher einen Brief geschrieben hat. Man machte sich Gedanken, was in dem Brief alles stehen könnte, schrieb diesen per Hand oder mit einer Schreibmaschine und schickte ihn dann per Post zum Empfänger. Nie im Traum hätte man daran gedacht, innerhalb von zwei Tagen eine Rückmeldung zu bekommen. Man war froh, wenn man innerhalb von fünf bis sechs Tagen eine Antwort erhielt. Wie schaut es heute aus? Heute schreiben wir eine E-Mail – denn wir gehen davon aus, dass heutzutage jeder mindestens eine E-Mail-Adresse besitzt. Oder man schreibt eine SMS oder eine MMS oder was es sonst noch so alles gibt. Auf jeden Fall ist die Mitteilung schnell getippt und per Knopf- oder Tastendruck unterwegs. Innerhalb der nächsten Sekunden ist sie beim Empfänger angekommen. Wir dagegen sitzen schon in der Warteschleife und hoffen auf eine Antwort. Trifft diese nicht innerhalb der nächsten Stunden bei uns ein, wundern wir uns, warum das so lange dauert. Kommt die Antwort erst am nächsten Tag, kommen bereits Zweifel auf, ob der Empfänger denn unser Geschäftspartner werden soll. Sollten wir dann immer noch keine E-Mail

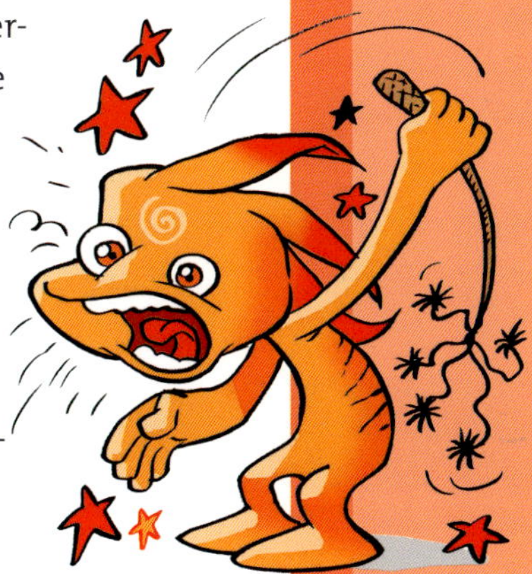

erhalten haben oder SMS oder was es sonst noch so alles gibt, sind wir nervös, schreiben vielleicht noch eine Nachricht oder suchen uns einen anderen Geschäftspartner für unsere Idee. Dass Geschäftspartner auch über eine Homepage verfügen müssen oder eine Hotline haben, davon gehen wir einfach aus.

Wenn wir uns jetzt also anschauen, wie schnell heutzutage reagiert werden muss, dann wird uns auf einmal bewusst, dass gerade ein ADSler mit der Flut der Nachrichten und der Schnelligkeit der Informationen nicht immer Schritt halten kann. Bestimmte Dinge, die sehr interessant und für den ADSler motivierend sind und an denen er auch Spaß hat, wird er nach wie vor zügig bearbeiten. Aber was ist mit den unangenehmen Dingen, wie zum Beispiel einen Bericht schreiben oder Unterlagen für die Steuererklärung raussuchen? Ich glaube, dass das nicht nur den ADSlern schwer fällt ...

Wir wissen also, dass ADSler mit der Informationsverarbeitung und mit der Konzentration ihre Probleme haben. Wenn sie aber innerhalb von einem Tag 30 E-Mails, etliche Telefonanrufe und zwischendrin noch fünf Gespräche führen sollen, dann wird sehr schnell klar, wie groß die Gefahr für die Konzentration sein kann. Man macht sich Gedanken:

> Warum ist das so?
> Bin ich dumm?
> Schaffe ich den Alltag nicht anders?
> Was hindert mich daran?

Man gerät als ADSler oft in einen Teufelskreis, aus dem man ohne Hilfe nicht mehr herauskommt.

■ Mit dieser und anderen Thematiken kommen auch viele Erwachsene zu uns ins Coaching, die entweder schon den Verdacht haben, ADS zu haben, oder bei denen ADS diagnostiziert wurde. Sie möchten alles am besten gleichzeitig schaffen, denn das liegt in ihrer Natur.

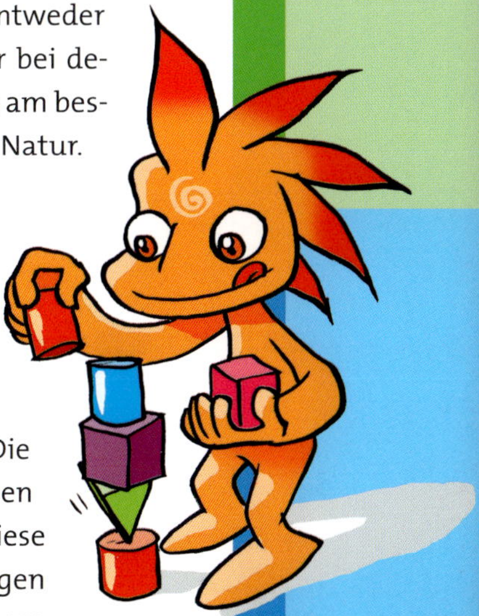

■ Schauen wir uns dazu unser Schulsystem an. Ab der dritten Klasse wird z.B. bei uns in Bayern angefangen zu kategorisieren und zu selektieren, welches Kind für Hauptschule, Realschule oder Gymnasium geeignet ist. Die meisten Eltern, die bei uns Hilfe suchen, haben ihre Kinder in der zweiten oder dritten Klasse. Diese Kinder haben oftmals schon einen sehr, sehr langen Leidensweg hinter sich. Mit der Motivation der ersten Tage in der Schule ist es schon vorbei, bevor der harte Konkurrenzkampf beginnt.

■ Ich selbst erlebe es, dass Kinder und Eltern manchmal schon in der Grundschule mit harten Bandagen kämpfen. Goldene Sterne, Punkte in Leseprogrammen, Smileys und vieles mehr wird gesammelt und stolz den anderen, »nicht so guten« Kindern gezeigt. Nach dem Motto: »Wer hat die meisten?«. Vergleiche sind an der Tagesordnung, Leistung ist gefragt.

■ Positives Verhalten wird explizit verstärkt, negatives Verhalten aber auch. Schon bald fallen Kinder mit den traurig oder ärgerlich schauenden Gesichtern aus ihren Heften auf, sie werden impulsiver, unkonzentrierter und unmotivierter. Eltern gehen mit ihren Kindern zum Kinderarzt oder auch zu anderen Beratungsstellen und suchen kompetente Hilfe. Leider erleben wir immer noch viel zu oft, dass dabei zu schnell die Diagnose ADS gestellt wird. Manchmal steckt auch etwas anderes dahinter.

ADS ist keine Modekrankheit, sie bedarf einer genauen Diagnose und ist durch die Schnelllebigkeit unserer Zeit nur auffälliger geworden.

Leider gibt es noch immer Fehldiagnosen; Diagnosen, die nicht genau genug gemacht wurden.

■ Vor ein paar Wochen rief eine Mutter an und sagte: »Ich muss jetzt einfach fragen, was ich denn jetzt tun soll. Ich habe mit meinem Kind Probleme, war beim Arzt, und dieser hat ADS diagnostiziert. Ich weiß gar nicht, was das genau ist und was mein Kind überhaupt braucht.« Ich fragte sie nach dem durchlaufenen Diagnoseverfahren. Die Mutter antwortete mir: »Ich habe einen Fragebogen beantwortet, und aufgrund dessen wurde die Diagnose ADS gestellt.« Ich beglückwünschte die Mutter für den guten Instinkt und ihre Bereitschaft, diese Diagnose in Frage zu stellen.

Sie erhielt sofort Adressen aus dem ADHS-Netzwerk, um eine zweite Meinung einzuholen.

■ Nicht immer steckt ADS hinter Verhaltensauffälligkeiten und Konzentrationsschwierigkeiten. Seien Sie also wachsam, spezialisieren Sie sich, und stellen Sie kritische Fragen. Denn nur, wenn Sie über dieses Thema gut informiert sind, werden Sie auch die richtige Antwort auf diese Frage finden und den richtigen Arzt.

ADSler haben extreme Stärken, die gezielt eingesetzt und gefördert werden müssen.

Unsere Gesellschaft braucht Menschen mit dieser Veranlagung. Meiner Einschätzung nach können wir unter ADSlern viele Spezialisten gewinnen.

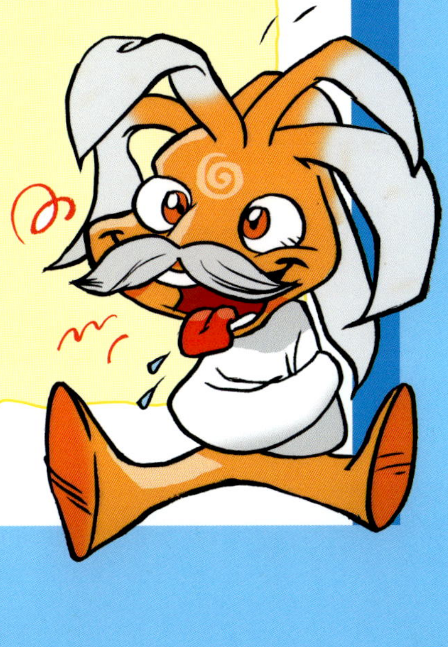

Mythos 6:
»ADS ist eine Geisteskrankheit«

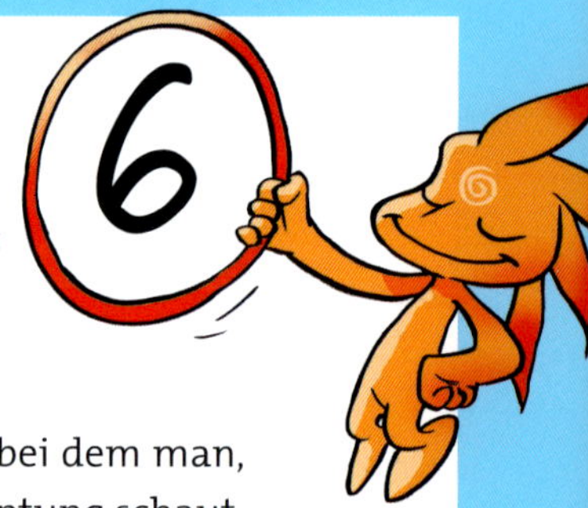

■ Auch dies ist ein Märchen oder Mythos, bei dem man, wenn man hinter die Fassade dieser Behauptung schaut, sehr schnell erkennt, dass ADS alles andere als eine Geisteskrankheit ist. Wäre dies der Fall, dann wären viele Prominente Geisteskranke, wie zum Beispiel Albert Einstein, Mozart, Beethoven und viele mehr. Schon allein in der heutige Promiszene finden wir immer mehr ADSler, welche die Stärke, ihre Stärke, bewusst einsetzen und nutzen konnten. Die wichtigste Erkenntnis ist für mich: ADS – positiv genutzt – ist eine Gabe. Immer wieder wird deutlich, dass ADSler in einem ganz speziellen Bereich zu Höchstleistungen fähig sind. Aber dazu möchte ich Ihnen mehr im Kapitel »ADS – eine Gabe!?« erzählen.

ADS ist keine Geisteskrankheit.
ADS kann – richtig eingesetzt – zur Gabe werden.

In der Promiszene heutzutage finden wir immer mehr ADSler, welche die Stärke, ihre Stärke, bewusst einsetzen und nutzen.

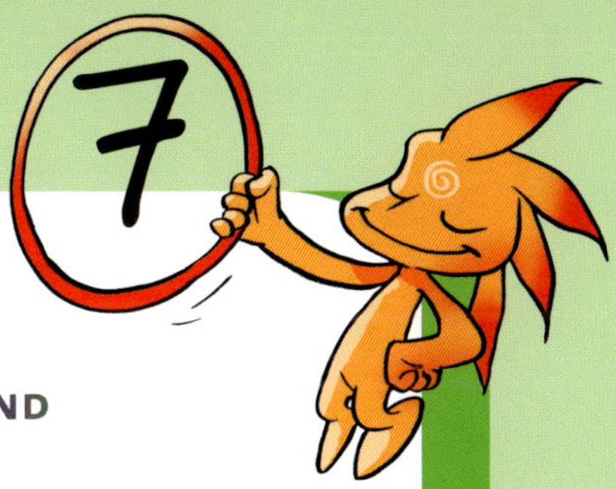

Mythos 7:

»ADS-Kinder sind aggressiv und verhaltensauffällig«

Max, drei Jahre alt, kommt in den Kindergarten und freut sich riesig, endlich ein Kindergartenkind zu sein. Der Dreijährige war schon von Anfang an ein sehr fröhliches, aufgeschlossenes, lustiges Kind. Allerdings war Max für die Mutter auch eine große Herausforderung, da er sehr wenig Schlaf brauchte, zu hastig und ungeduldig beim Stillen war und deshalb tagsüber alle zwei Stunden gestillt werden musste. Schon in den Kindergruppen gehörte er zu den Kindern, die alles genau wissen wollten. Dabei konnte es sein, dass er sich beim Hören einer Kassette fragte, woher die Stimmen kommen. Sie können sich bestimmt vorstellen, was passierte – genau, er nahm die Kassette aus dem Kassettenrecorder, zog an dem Band. Dass genau das natürlich nicht auf die Begeisterung der anderen Eltern stieß, ist wohl klar. An einem anderen Tag spielte er fröhlich und ausgelassen mit einem Mädchen »Kaufladen«. Ordentlich und gut sortiert war das Warensortiment in diesem Kaufladen, bevor Max dazugekommen war. Schnell regierte sein eigenes Chaos: Da er wieder mal genau wissen wollte, wie denn die einzelnen Produkte in den Schachteln ausschauten, beziehungsweise wie die in Glitzerpapier gehüllte Schokolade schmeckte, packte er diese begeistert aus. Natürlich war seine Enttäuschung groß, als er merkte, dass die Schokolade aus Holz war. Das Gesicht der Mutter des Mädchens sprach Bände. Durch diese und viele andere Situationen, in denen Max den Dingen genau auf den Grund gehen wollte, eckte er immer wieder an. Im Stuhlkreis fiel es ihm schwer, ruhig zu sitzen, und er war oft so eifrig dabei, dass er ganz vergaß, sich zu melden, wenn er die Antwort wusste. Die Erzieherin ermahnte Max immer wieder. So lernte er, Aufmerksamkeit für sein Verhalten zu bekommen, auch wenn es negative Aufmerksamkeit war. Ein Teufelskreis begann, und aus dem fröhlichen, lustigen Max wurde im Laufe eines Jahres ein Junge, der sich ausgegrenzt fühlte. Er lernte, dass er nur Aufmerksamkeit bekam, weil er Clown oder Störenfried der Gruppe war. Er wurde zu keinem Geburtstag mehr eingeladen, durfte oftmals nicht mitspielen und bekam die Rolle »Opfer«. Dieses Verhaltensmuster verfestigte sich bei ihm. Mittlerweile machten sich die Kinder einen Spaß daraus, ihn zu ärgern, denn sie wussten, wenn sie ihn immer wieder hänseln, konnte er hochgehen wie eine Rakete. Das fanden viele Kinder lustig. Im Laufe der Jahre wurde dieser »Knopf«, der von anderen Kindern gut gedrückt werden konnte, bei Max immer größer, und die Reaktion auf Hänseleien kam immer schneller. Natürlich achtete er nie darauf, ob gerade ein Lehrer in der Nähe stand oder die Pausenaufsicht. Somit können Sie sich sicher gut vorstellen, wie es in der Schule weiterging. Genau, er bekam Strafarbeiten, Mitteilungen, Zurechtweisungen und vieles mehr. Außerdem ließen seine Leistungen sehr nach, und die Rückmeldung der Lehrer

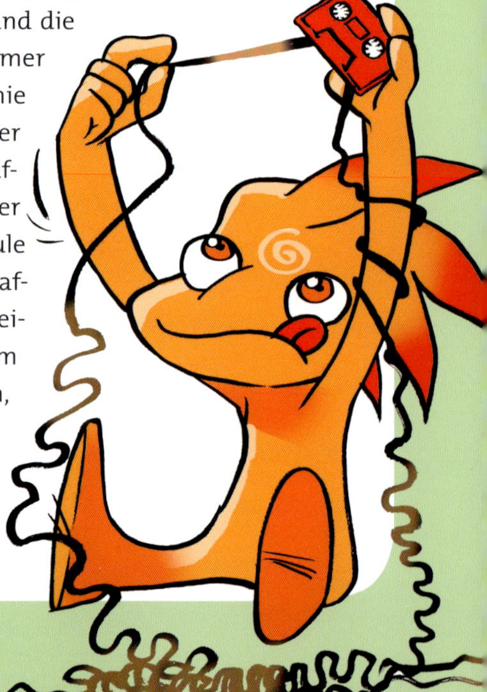

Kinder mit ADS sind nicht verhaltensauffällig. Sie reagieren oftmals nur auf das Verhalten anderer.

Schauen Sie immer genau hin, warum und weshalb das Kind so reagiert.

war alles andere als erfreulich. Sie empfanden Max als aggressiv und verhaltensauffällig.

■ Wir als Erwachsene, egal ob Eltern oder Lehrer oder Erzieher, sollten genau hinschauen. ADS-Kinder sind nicht von Haus aus aggressiv. Es fällt ihnen einfach nur schwer, Signale von anderen Personen bewusst wahrzunehmen, Grenzen zu erkennen und aus Fehlern zu lernen. Sie leben in einer permanenten Reizüberflutung. Damit meine ich nicht Fernsehen und Medien, sondern allein die Tatsache, dass pro Sekunde etwa 10 Millionen Sinnesreize ungefiltert darauf warten, von der Meldestelle Gehirn an die richtigen Schaltstellen weitergeleitet zu werden. Nicht ADS macht die Kinder aggressiv und verhaltensauffällig, sondern der Teufelskreis, in den viele Kinder geraten, weil ihre Kreativität und ihre Neugierde oftmals negativ auffallen. Stellen Sie sich doch einfach mal vor, Sie würden bei Ihrer Arbeit ständig kritisiert werden, und wenn Sie in einen Raum kommen, in dem sich mehrere Kollegen befinden, würde es plötzlich still und verkrampft werden. Wie würden Sie sich denn fühlen? Würden Sie nicht auch schon bei Kleinigkeiten explodieren? Wären Sie denn nicht vielleicht auch nach einer gewissen Zeit verhaltensauffällig und aggressiv?

5. Was ist Coaching?

Coaching ist nach meiner Ansicht und nach der Erfahrung mit unseren Familien ein ganz wichtiger Schlüssel dafür, dass es ADSlern gelingt, Kompensationsstrategien zu erlernen. Durch das Coaching werden die Betroffenen zu Selbstverantwortlichen und Spezialisten für ihre eigenen Lösungen. Man macht sie damit mündig und unterstützt den Selbstregulationsprozess.

Mit Hilfe von gezielten Coachingtools kann die Motivation wieder angeregt werden, und der ADSler hat die Möglichkeit, durch den Einsatz von Erlerntem die weiteren Stufen seiner Bedürfnisse zu erreichen (siehe Kapitel 6).

Definition

Der Begriff Coaching kommt ursprünglich von dem Wort Coach = Kutsche, die es ermöglicht, von einem Ort zum anderen zu gelangen. Dieses Bild verdeutlicht, welche Aufgabe ein Coach hat. Der Coach begleitet Menschen in schwierigen Situationen – allerdings nur ein Stück des Weges.

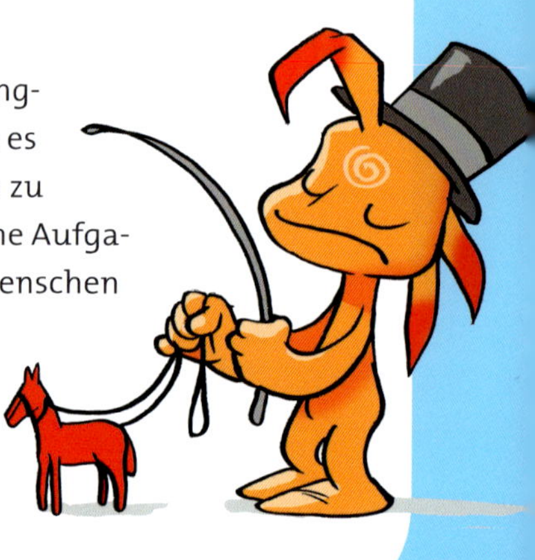

Dies ist besonders wichtig, denn sonst würde es irgendwann zu einer Abhängigkeit des Coachees vom Coach kommen. Die Fragen »Woher?« und »Warum?« sind dabei nicht entscheidend, eher die Frage nach dem »Wohin?«. Also: Weg von der Problemorientierung, hin zur Lösungsfokussierung.

Beratung in Form von Tipps oder Ratschlägen ist hierbei nicht gefragt, vielmehr das Offenlegen verschütteter eigener Lösungsmöglichkeiten im Coachee. Der Coach trägt dazu nur die Laterne und leuchtet die Wege aus, der Coachee allein entscheidet, welcher Weg genommen wird. Die Selbstverantwortung wird im Coaching gefördert.

Die Lösung liegt im Coachee.

Systemisches Coaching

Wir Menschen leben immer in Systemen, wie z. B. in Familien und Freundeskreisen, im Klassenverband, innerhalb einer Nachbarschaft, einem Unternehmen und vielem mehr. Systemisch gesehen können wir also nicht losgelöst und unabhängig gesehen werden. Oftmals haben wir in verschiedenen Systemen die gleiche Rolle, dies ist uns aber meistens nicht bewusst.

Will der Coachee also etwas an sich verändern, wird er damit unwillkürlich etwas in seinem System verändern. Will er jemanden in seinem System zur Veränderung verhelfen, kann dies durch eigene Veränderung bewegt werden.

Ein Systemwechsel kann auch zur Verhaltensänderung beitragen, wie man es z. B. von einem Schulwechsel oder einem Unternehmenswechsel kennt.

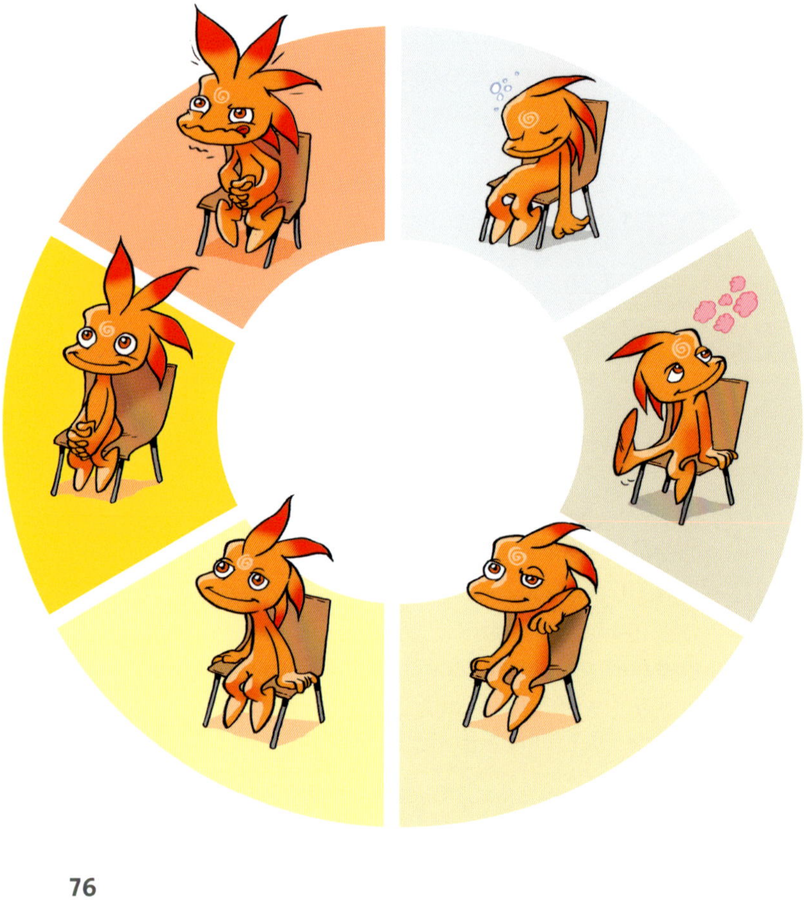

Eine Ausnahme im Systemischen gibt es: das Familiensystem. Dieses kann niemals verlassen werden, aber auch hier lässt sich durch Veränderungen und Coaching vieles bewegen.

Mögliche Anliegen

- Wunsch nach beruflicher Veränderung
- Mobbing
- Motivationstief
- Konflikte
- Entscheidungsfindung
- Spannungen im System
- Karrierebegleitung
- Standortbestimmung

Spielregeln des Coachings

- Verschwiegenheit und Vertraulichkeit
- Neutralität
- Der Coachee bleibt selbstverantwortlich
- Unabhängigkeit für beide Seiten
- Der Coachee ist Experte für sein Problem und dessen Lösung
- Der Coach ist Begleiter und zeigt mögliche Wege auf
- Der Coachee entscheidet, welchen Weg er/sie geht.

Woran erkennt man einen guten Coach?

Daran,

- dass die Chemie stimmt
- dass die Spielregeln eingehalten werden
- dass der Coach über eine seriöse Zertifizierung verfügt, welche er nicht nur in einem Schnellkurs erlangt hat
- dass der Coach auch bereit ist, Grenzen des Coachings zu erkennen und bei Bedarf weitere Fachleute einzuschalten
- dass er nicht bewertet oder Partei ergreift, sondern wertfrei bleibt
- dass in der ersten Sitzung das Anliegen geklärt und das Ziel formuliert wird
- dass zielgerichtet gearbeitet wird

6. Motivation als Schlüssel

Bedürfnispyramide für ADSler

Wie schaffen wir als Eltern es nun, unsere Kinder, vor allem, wenn sie ADS haben, zu motivieren?

Ja, ich weiß, man kann niemanden motivieren, aber man kann für die Eigenmotivation unterstützend tätig werden.

Wir wissen jetzt also, dass die Kinder sehr viel Motivation brauchen. Schauen wir uns dazu mal die Bedürfnispyramide von Maslow an und übersetzen diese auf ADSlerisch.

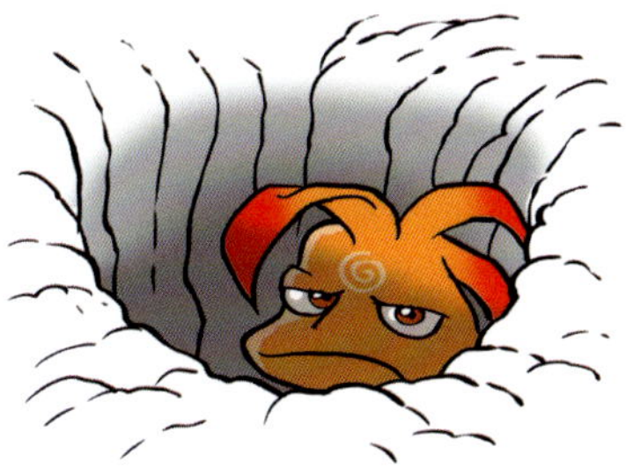

Bedürfnispyramide*

* Die Bedürfnispyramide nach Abraham Maslow (gefunden in Wikipedia: Abraham H. Maslow: Motivation und Persönlichkeit. Rowohlt Tb., Reinbek 2002)

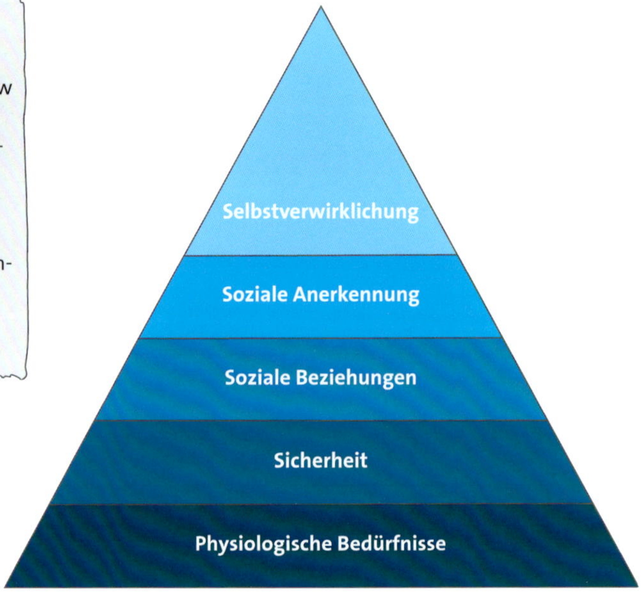

Die menschlichen Bedürfnisse bilden die »Stufen« der Pyramide und bauen dieser eindimensionalen *Theorie gemäß aufeinander auf. Der Mensch versucht demnach, zuerst die Bedürfnisse der niedrigsten Stufe zu befriedigen, bevor die nächste Stufe zum neuen und stärkeren Bedürfnis wird. Ein starkes Bedürfnis erhöht die Motivation, es zu befriedigen.*

Maslow gilt als der wichtigste Gründervater der Humanistischen Psychologie, die eine Psychologie seelischer Gesundheit anstrebte und die menschliche Selbstverwirklichung untersuchte. Sein Gesamtwerk war wesentlich weitreichender als das hier dargestellte Modell, obwohl diese einfache Darstellung ihn sehr bekannt gemacht hat.

Beispiele für die 5 Stufen der Pyramide

1. *Körperliche Existenzbedürfnisse: Freiheit, Atmung, Schlaf, Nahrung, Wärme, Gesundheit, Wohnraum, Sexualität.*
2. *Sicherheit: Recht und Ordnung, Schutz vor Gefahren, fester Arbeitsplatz, Absicherung.*
3. *Soziale Beziehungen (Anschlussmotiv): Familie, Freundeskreis, Partnerschaft, Liebe, Intimität, Kommunikation.*
4. *Soziale Wertschätzung: Höhere Wertschätzung durch Status, Respekt, Anerkennung (Auszeichnungen, Lob), Wohlstand, Geld, Einfluss, private und berufliche Erfolge, mentale und körperliche Stärke.*
5. *Selbstverwirklichung: Individualität, Talententfaltung, Perfektion, Erleuchtung.*

Defizitbedürfnisse und unstillbare Bedürfnisse

Die unteren drei Stufen in der Pyramide (und auch Teile der vierten) nennt man auch Defizitbedürfnisse. Diese Bedürfnisse müssen befriedigt sein, damit man zufrieden ist, aber wenn sie erfüllt sind, hat man keine weitere Motivation, diese zu befriedigen (wenn man nicht mehr durstig ist, versucht man beispielsweise nicht mehr zu trinken).

Unstillbare Bedürfnisse können demgegenüber nie wirklich befriedigt werden. Diese treten auf der fünften Stufe auf, teilweise aber auch schon auf der vierten.

Beispiele:

- *Ein Maler zeichnet zur Selbstverwirklichung; sein Bedürfnis nach Kreativität ist nicht nach einer bestimmten Anzahl von Bildern gestillt.*
- *Ein Individuum hat Erfolg gehabt und möchte diesen Erfolg immer wieder übertreffen.*

Schauen wir uns jetzt mal genauer die Bedürfnisse unserer Kinder an: Sehen wir uns die ersten drei Stufen der Pyramide, die sogenannten Defizitbedürfnisse, an. Wir erkennen sehr schnell, dass besonders die ADS-Kinder noch Bedarf an der Erfüllung dieser Bedürfnisse haben.

- In meiner Praxis erlebe ich oft Kinder, die ihre Unzufriedenheit sehr vehement zeigen, weil ihre Grundbedürfnisse nicht ausreichend befriedigt sind.

- Hat also das Kind in der Schule während des Unterrichts Durst und kann nicht sofort etwas zu trinken bekommen (und das ist für die Konzentration allgemein, aber für ADSler besonders schwächend), dann kann es dem Unterricht nicht mehr konzentriert folgen.

Liebe Lehrer, bitte überlegt, wenn es um Regeln geht: Ist es nicht sinnvoller für einen guten Unterrichtsverlauf, auch während des Unterrichts, (natürlich nur) Wasser in auslaufsicheren Flaschen zu erlauben?

Oder wie wir es immer wieder bei unseren Coachees erleben: Das Thema Frühstück. Wenn nicht gefrühstückt werden kann und der Hunger in den ersten beiden Stunden zu groß geworden ist, dann wird der Jagdtrieb auf etwas Essbares sehr groß, und die Aufmerksamkeit geht stark zurück.

Der Jagdtrieb – denn ADSler sind Jäger – ist entscheidend für die Motivation. Hat Ihr Kind sich in den Kopf gesetzt, das nächste Level in einem Spiel zu erreichen, dann gelingt es plötzlich mit der Konzentration. Oder Ihr Kind will irgendetwas unbedingt, dann wissen Sie ja selbst, wie geschickt und unnachgiebig es das Ziel dann verfolgen wird.*

* Siehe die interessante Hypothese von Thom Hartmann: »Eine andere Art, die Welt zu sehen«

■ Wie schon erwähnt, gehöre ich selbst zur Gruppe der ADSler und möchte Ihnen, liebe Eltern, das Thema Motivation an folgendem Beispiel verdeutlichen:

Bis zu meiner Pubertät verlief meine Kindheit einigermaßen normal. Ich war ein lustiges, aufgewecktes Kind, das nie stillsitzen konnte und redete wie ein Wasserfall. Man nannte mich auch Nervensäge.

Damals war es noch etwas leichter, auf ein Gymnasium oder eine Realschule zu wechseln. Aber schon in der Grundschulzeit habe ich begonnen, mit geringstem Aufwand meine Ziele zu verfolgen. In meinen Zeugnissen konnte man immer wieder lesen: »eine lebhafte Schülerin«, »freundlich und kameradschaftlich«, »mit oberflächlichem Arbeitsstil«. Schule empfand ich schon in der Grundschulzeit nach etwa einem Jahr als langweilig und als leidiges Muss. Was mich motivierte, aufs Gymnasium zu gehen, war: Ich wollte mit meinen Freundinnen zusammenbleiben.

Obwohl die erste Fremdsprache Latein anfangs noch spannend war, musste ich schnell erkennen, dass man, um am Ball zu bleiben, systematisch und kontinuierlich lernen muss. Hatte man das aus irgendeinem Grund verpasst, fuhr der Zug schneller aus dem Bahnhof, als man dachte. Man hatte einfach nur versäumt einzusteigen.

Was den ADSlern oftmals eine große Hilfe sein kann, ist, dass sie meistens eine sehr gute beziehungsweise sehr hohe Intelligenz und ein hervorragendes Kurzzeitgedächtnis besitzen.

Diese Kombination trug mich auch nach der zweiten Fremdsprache Altgriechisch mehr stolpernd als laufend in die achte Klasse. (Ja, ja, ich weiß, Sie denken jetzt wahrscheinlich: Oh, die Arme musste auf ein humanistisches Gymnasium gehen und Latein und Griechisch lernen, was sie in ihrem ganzen Leben nicht mehr brauchen würde. Ich kann Sie beruhigen, denn auch mit Latein und Griechisch hat man Stärken, denn man kann damit sehr viele Sprachen leicht erlernen und wäre ein hervorragender Kandidat für »Wer wird Millionär«.) Durch die jahrelangen negativen Erlebnisse, wie zum Beispiel schlechter werdende Noten, Lehrer, die mich als »faule

Sau« bezeichneten und mir dabei eine Kopfnuss verpassten, geriet ich in eine Abwärtsspirale und wiederholte dann die 8. Klasse.

Glauben Sie, liebe Eltern, dass man Kinder auf diese Art und Weise motiviert? Wenn wir uns jetzt die Bedürfnispyramide noch mal anschauen, fällt Ihnen sicher auf, dass einige der unteren Bedürfnisse für mich nicht erfüllt waren. Das ist grundsätzlich eine schlechte Voraussetzung, die nächste Stufe der Pyramide zu erlangen. Auch viele Kinder in unserer Praxis erleben permanent negative Rückmeldungen, wie zum Beispiel: »Du bist faul«, »Du bist dumm«, »Du bist anders als die andern«. Viele dieser Kinder werden ausgegrenzt, gemobbt und nur in ihren »Schwächen« gesehen.

ADSler waren in der Frühzeit von großer Bedeutung für den Erhalt der Menschheit. Sie waren die perfekten Jäger*, sie konnten sich auf das Erlegen der Beute hundertprozentig konzentrieren und hatten dabei besondere Antennen für das Entdecken von Gefahren. Kein Geräusch blieb ihnen verborgen, und somit waren sie hoch angesehen in den Stämmen.

* Hypothese Jäger/Sammler siehe Thom Hartmann: »Eine andere Art, die Welt zu sehen«

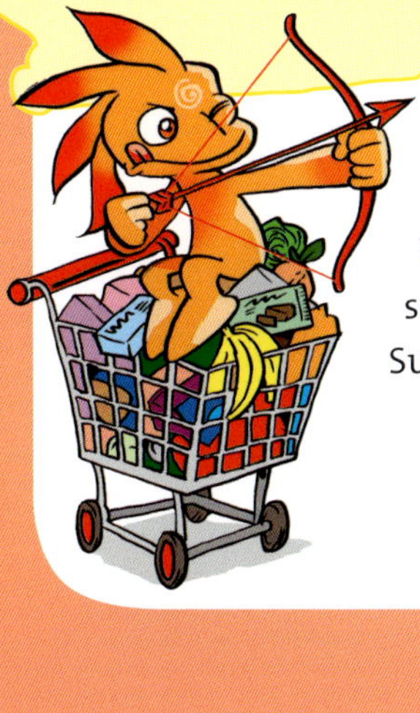

Heute schaut es dagegen etwas anders aus. Wir müssen unser Essen nicht mehr erlegen, sondern wir gehen ganz gemütlich in den Supermarkt und kaufen, was wir brauchen.

Anstelle von Jagdhilfsmitteln nehmen wir den Einkaufswagen mit. Besonders interessant wird es, wenn Angebote locken. Waren Sie schon mal bei Aktionsverkäufen in Discountern im Oktober, wenn es die ersten Winterschuhe für Kinder für nur 15 Euro gibt? Wenn nicht, sollten Sie sich diese Jagd nicht entgehen lassen. Sie sehen viele Jäger, bewaffnet mit ihren Einkaufswagen, wartend vor der verschlossenen Tür stehen. Voll konzentriert, voll motiviert und alle anderen Mitjäger im Blick. Ich bin mir ziemlich sicher, dass viele ADSler gerne auf Jagd gehen und dieses System sich auch im schulischen Bereich hervorragend nutzen ließe.

Jagd ist heutzutage anders zu definieren. Sie erfordert mehr Ausdauer und braucht einen langen Atem. Die Jagd nach guten Noten und Erfolgen zum Beispiel geht über Jahre, und eben das gehört nicht gerade zu den Stärken der ADSler.

■ Schauen wir jetzt noch einmal auf die Bedürfnispyramide. Also, wenn das Sicherheitsbedürfnis, das Nahrungsbedürfnis und das soziale Bedürfnis befriedigt sind, sind wir als Menschen bereit, uns den anderen Motiven beziehungsweise Bedürfnissen zuzuwenden. Das bedeutet für unsere ADS-Kinder:

1. Genug Ruhe und Schlaf
2. Essen und Trinken
3. Liebe und Geborgenheit
4. Sicherheit

5. Anerkennung und Wertschätzung
6. Freunde
7. Zutrauen

»Zwei Dinge sollen Kinder
von ihren Eltern bekommen:
Wurzeln und Flügel.«

(Johann Wolfgang von Goethe)

1. Genug Ruhe und Schlaf

Gerade Kinder mit ADS haben oftmals große Probleme einzuschlafen. Stellen Sie sich das ungefähr so vor: Sie haben einen anstrengenden Tag hinter sich, haben sich über einige Dinge ärgern müssen, und viele Dinge gehen Ihnen noch im Kopf herum. Vielleicht haben Sie auch ständig das Gefühl, irgendetwas vergessen zu haben. Alle Sinne sind durcheinander. Jetzt sollen Sie schlafen? Je mehr Sie sich zwingen zu schlafen, umso weniger funktioniert es. Üben Sie keinen Druck aus, sondern suchen Sie mit Ihrem Kind gemeinsam nach Lösungen für Entspannung. Wenn Sie angespannt in dieser Situation sind, werden Sie garantiert nicht zur Entspannung beitragen können. Bleiben Sie gelassen, kuscheln Sie mit Ihrem Kind oder lesen Sie ihm noch etwas vor, nehmen Sie sich ein Buch und legen Sie sich gemütlich auf die Couch, während Ihr Kind liest oder sich etwas anhört. Geschrei und Drohungen sind eher kontraproduktiv. Aber auch wenn Sie's mal nicht schaffen, gelassen zu bleiben, denken Sie daran, Sie sind auch nur ein Mensch und machen gerade einen Ihrer Erziehungsfehler am Tag.

■ Auch ich konnte als Kind sehr schlecht einschlafen, hatte oft Angst und brauchte manchmal nur fünf oder sechs Stunden Schlaf. Auch bin ich manchmal heimlich aufgestanden und habe mir nachts noch ein Video angeschaut, bis ich dann doch müde ins Bett gefallen bin. Und trotzdem war ich am Tag fit genug für die Schule und für die Anforderungen des Lebens.

ADSler haben viel Energie und Power.

2. Essen und Trinken

■ Sicher kann man mit einer gesunden, ausgewogenen Ernährung viel dazu beitragen, sich wohl zu fühlen. Ich erlebe bei vielen Kindern, dass sie unkonzentriert und unruhiger werden, wenn sie zu viel Zucker oder einfach vermehrt Einseitiges zu sich nehmen. Auch habe ich selbst viele Nahrungsergänzungsmittel in der eigenen Familie (manchmal zu deren Leidwesen) getestet.

Generell lässt sich dazu sagen: Probieren Sie ruhig aus, was Sie möchten, und wenn es nach zwei bis drei Monaten nicht hält, was es verspricht, dann sehen Sie es positiv und als eine Erfahrung mehr, bei der Sie auch mitreden können.

Was heilt, hat Recht, so lautet meine Devise, und deswegen läuft bei uns ein Coaching nie genauso ab wie ein anderes. Aber dazu mehr, wenn es um die einzelnen Fallbeispiele geht.

Was aber unschlagbar wichtig ist, ist das Trinken. Und dabei rede ich von ungesüßten Getränken wie Wasser und Tee. Säfte sollten immer im Verhältnis 1 zu 3 mit Wasser gemischt werden; damit sind sie ein hervorragender Energielieferant.

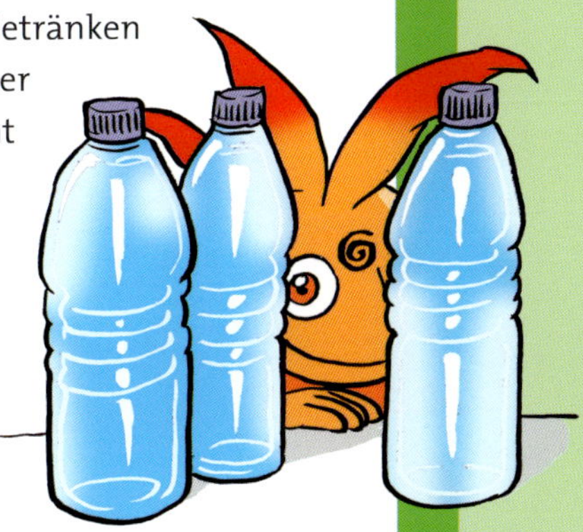

Viele Kinder und auch Erwachsene trinken zu wenig das Richtige. Dabei ist Trinken wichtig für die Konzentration. Im Biofeedback, welches ich in der Praxis regelmäßig einsetze, hatte ich schon oft die Möglichkeit, den Kindern ganz genau den Zusammenhang von Konzentration und Trinken über eine Grafikkurve zu beweisen. Viele fanden es dann sehr einleuchtend und haben (so hoffe ich) ihren Weg zum »Trink dich schlau« gefunden.

3. Liebe und Geborgenheit

- »Liebe mich, wenn ich es am nötigsten brauche und am wenigsten verdiene.«

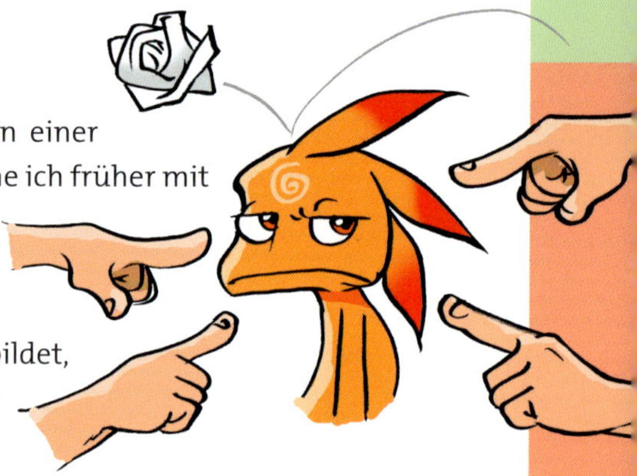

- Das habe ich vor Jahren in einer der unzähligen Praxen, welche ich früher mit meinem Sohn aufgesucht habe, auf einem Plakat gelesen. Darauf war ein ganz trauriger, wilder Kerl abgebildet, der wieder einmal etwas angestellt hatte.

Das trifft es genau, denn viele Dinge passieren eben, weil man wahrgenommen werden will oder auch seine eigenen Erfahrungen auf dem Weg zum Erwachsenwerden machen muss.

- Eltern sollten Wegbegleiter und Coach ihrer Kinder sein und sie mit einer Umarmung versuchen zu beruhigen und zu trösten, wenn sie einen neuen Weg ausprobiert haben und über das Ziel hinausgeschossen sind. Denn erst dann haben wir Eltern die Plattform für Veränderungen geschaffen. Wie heißt es so schön in der Kommunikationstheorie? Auf der Sachebene lassen sich schneller Lösungen finden als auf einer sehr aufgewühlten emotionalen Ebene.

Aber natürlich ist das für beide Seiten nicht immer leicht. Glauben Sie mir, ich weiß genau, wie man sich dabei fühlen kann, wenn es mal wieder nicht geklappt hat. Aber aller Anfang ist schwer, und Übung macht den Meister.

Sie haben es selbst in der Hand, welche Reaktion folgen wird.

Als Verfechterin der positiven Sichtweise kann ich Ihnen sagen: In jeder Situation lässt sich etwas Positives erkennen. Und Kinder lernen eben genau durch Konflikte, wie viele Lösungen es geben kann. Zeigen Sie ihnen die Ihren und lassen Sie sich auch mal die der Kinder zeigen. Vielleicht ist ja ein neuer Weg besser als ein alter erprobter.

Kinder brauchen immer wieder Signale von den Eltern und den Bezugspersonen für Liebe und Geborgenheit. Und manchmal ist das Ziel dann schneller erreicht. Für beide!

4. Sicherheit

Das Grundbedürfnis Sicherheit ist für ADSler sehr wichtig und trotzdem so schwer zu erfüllen. Dazu eine kleinen Episode aus dem Schulalltag eines meiner Coachees:

Robert ist nichts so wichtig, wie Freunde zu haben. Und er ist sich ganz sicher, dass er einen Freund hat. Doch dieser lädt ihn nicht zum Geburtstag ein, was bei ADSlern leider öfter vorkommt.

Also ist er verunsichert und setzt alles daran, dieses sichere Gefühl zurückzubekommen. Leider ohne Erfolg, denn je mehr er sich anstrengt, umso mehr wird er zurückgewiesen. Der ehemalige Freund fordert seine eigenen Grenzen ein, und er gibt Robert unmissverständlich zu verstehen, dass er weggehen soll, weil er ihn nervt.

Was glauben Sie, macht Robert jetzt wohl? Er wird so lange versuchen, dieses Grundbedürfnis zu befriedigen, bis er es geschafft hat. Erst dann ist er wieder frei für die nächste Stufe.

Wie schaut es nun in dieser Zeit mit der schulischen Leistung aus? Genau, ziemlich schlecht. Und was jetzt passiert, ist Ihnen sicher schon klar: der schulische Leistungsabfall und die totale Resignation.

5. Soziale Beziehungen

Viele Kinder, die zu uns in die Praxis kommen, werden von den Mitschülern ausgegrenzt. Mobbing heißt das moderne Wort dafür.

Glauben Sie mir, etwa 80 Prozent unserer Coachees werden gemobbt. Und man muss sagen: Jedes Mobbingopfer ist eines zu viel!

Wie kommt es denn dazu? ADSler reagieren gerne impulsiv. Das heißt nicht, dass es sich dabei immer um ein »In-die-Luft-Gehen« handeln muss. Kinder wissen genau, welche Knöpfe sie drücken müssen, damit eine Reaktion kommt. Und die Reaktion der ADSler ist meistens spektakulär und belustigend für andere.

Was passiert beim ADSler? Er geht zu sehr über die eigenen Grenzen hinaus, wenn er geärgert wird, und versucht mit oftmals nicht eindeutig zu wertenden Signalen, seine Grenze zu setzen. Also, er lächelt evtl. bei dem Wort Nein, er benutzt ein sehr sanftes Stimmmuster, und das andere Kind merkt nicht, dass es dem ADSler ernst ist. Wie sollte es auch?

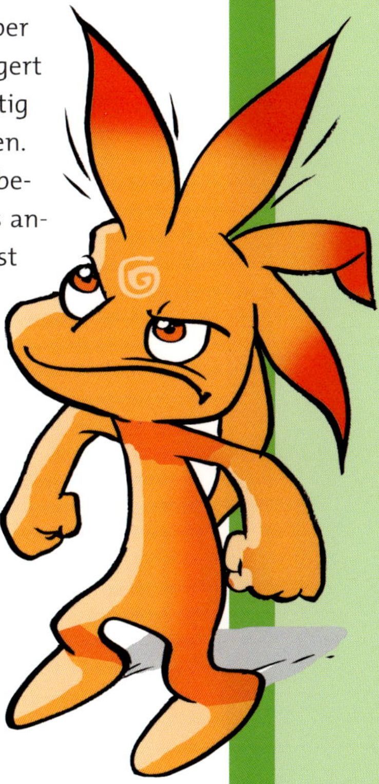

Erst nach mehreren missglückten Versuchen reagiert ein ADSler stärker. Und glauben Sie mir: Bevor er in die Luft geht, ist schon einiges vorgefallen.

Wer aber wird bestraft? Wenn sich in diesem Teufelskreis nichts ändert, dann haben wir bald ein festgeschriebenes Verhaltensmuster, das sich auch bei einem Schulwechsel nicht ändert. Es kann sich aber nur dann etwas ändern, wenn er die Unterstützung der Lehrer und Eltern erhält. Denn ohne Erwachsene geht hierbei nichts! Das kann ein Kind allein nicht schaffen. Auch nicht mit der besten Therapie und mit Coaching.

■ Auch ich habe Erinnerungen an meine Schulzeit, die alles andere als angenehm sind. »Brillenschlange« nannte man mich, denn ich musste Abdeckgläser tragen, die nicht gerade modisch waren. Ich fand zwar oft eine Lösung und die Brille zerbrach, doch die Kinder fanden etwas anderes, womit sie mich hänselten.

■ Was will ich damit sagen? Es ist vollkommen egal, ob Ihr Kind große oder kleine Zähne hat, dick oder dünn ist, welche Frisur es trägt ... Wenn man etwas zum Ärgern finden will, findet man es auch. Deshalb brauchen die Kinder einen starken Rückhalt und positive Erfolge, die das Selbstwertgefühl aufbauen. Erst wenn es ihnen möglich ist, sich selbstbewusst zu verhalten, werden sie auch von andern Kindern toleriert und akzeptiert. Noch einmal: Das schafft das Kind nur mit der Hilfe von Erwachsenen!!

6. Soziale Anerkennung

Nichts ist schlimmer, als keine Anerkennung für das zu bekommen, was man geleistet hat. ADSler brauchen dazu noch schneller Feedback als andere. Ein praktisches Beispiel dazu:

Tim, vier Jahre, hat von seiner Erzieherin den Auftrag bekommen, ein Bild zum Herbst zu malen. Es wurde dazu eine Geschichte vorgelesen, um die Fantasie der Kinder zu beflügeln. Die Erzieherin hat sich sehr viel Mühe gegeben und freut sich schon auf die Bilder der Kinder. Und da sind sie auch schon: bunte Blätter im Wind, Drachen am Himmel, ein grau-schwarzes Bild – stopp, was soll denn das? Wer hat das denn abgegeben? Ach so, der Tim. Hat also mal wieder nicht aufgepasst und nichts von dem verstanden, was ich gesagt habe!

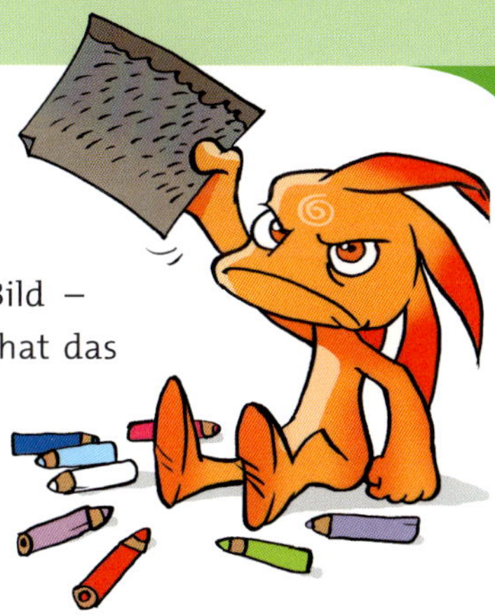

Nein ... Tim hat sehr wohl aufgepasst und beim Thema Herbst an den regnerischen Himmel gedacht und an das Erlebnis letzte Woche, als er mit den Eltern radfahren war und Papa gesagt hat: »Da kommt es ganz schwarz, typisch Herbst, lass uns gleich umdrehen, bevor wir in den Regen kommen.«

Das negative Feedback der Erzieherin war für Tim nicht verständlich, er hatte sich doch so angestrengt. Jetzt bekam er nur wieder zu hören, was er falsch gemacht hat.

Was hätte die Erzieherin anders machen können? Denken Sie kurz darüber nach, die Auflösung kommt gleich!

ADSler sind kreativ und haben tolle Ideen.
Ein selbstbewusster ADSler ist oftmals der Manager von morgen.

Gut! Sie hätte Tim fragen und sich von ihm erklären lassen können, was er sich beim Malen gedacht hat, denn dann hätte sie es sicher mit einem anderen Fokus gesehen.

Sich in die Welt der Kinder versuchen einzuklinken und Kreativität erkennen und anerkennen, das darf nie verloren gehen. Die Erwartungshaltung eines Lehrers sollte sich nicht von eigenen Vorstellungen begrenzen lassen und sich nur daran orientieren, was die notwendige Wissensvermittlung diktiert. So könnte die unbefangene Kreativität der Kindertage, wenn sie nicht im Keim erstickt wird, später teure Kreativ-Workshops für Manager überflüssig machen.

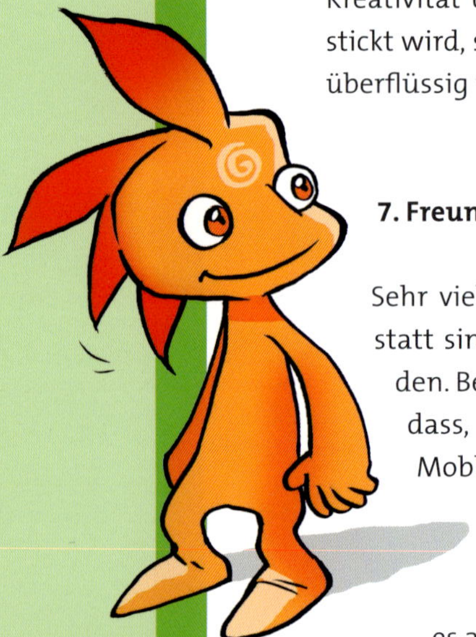

7. Freunde

Sehr viele Kinder, die bei uns in der ADS-Lernwerkstatt sind, haben das Problem, ausgegrenzt zu werden. Besonders in den Elterntrainings stelle ich fest, dass, wenn wir auf das Thema Ausgrenzung und Mobbing zu sprechen kommen, sehr, sehr viele Eltern mit dem Kopf nicken und froh sind – wenn man das so sagen darf –, dass sie damit nicht allein dastehen, sondern dass es auch sehr, sehr vielen anderen Eltern ganz genauso geht. Warum ist das so?

Eigentlich sollte man sich nicht die Frage stellen, warum und weshalb etwas so ist, sondern versuchen, Lösungswege zu finden beziehungsweise neue oder andere Lösungswege aufzuzeigen. Trotzdem stellen wir uns hier einmal kurz die Frage, warum Kinder mit ADS häufiger ausgegrenzt werden als andere Kinder. Wenn man dazu eine Befragung machen würde, käme man zu folgendem Ergebnis:

- Kinder mit ADS sind anders.
- Kinder mit ADS stellen gern mal Regeln um.
- Kinder mit ADS würden alles tun, um Freunde zu bekommen, dadurch werden sie langweilig für andere Kinder.
- Kinder mit ADS reagieren – wenn sie denn reagieren – sehr impulsiv; andere Kinder wissen das.
- Kinder mit ADS merken oft nicht, wann sie zu weit gegangen sind oder dass sie, wenn sie gerade einmal zuhören sollten, nicht reden sollten.
- Kinder mit ADS möchten gerne auch mal Anführer sein.

Fragen Sie immer nach, warum das ADS-Kind gerade impulsiv und wütend reagiert hat. Oft haben vorher kleine Sticheleien oder Hänseleien stattgefunden. Häufig ist die Aktion eine Reaktion auf das, was vorher stattgefunden hat.

Hier stellt sich die Frage: Was können wir tun, damit dieses Kind nicht explodiert oder besser: früh genug erkennen kann, dass es wieder in diese Falle hineinläuft? Ein kleines Beispiel aus unserer Praxis:

Kai ist neun Jahre alt und kommt genau mit diesem Problem zu uns. Die Eltern sind verzweifelt, da Kai wütend und aggressiv reagiert und auch die Lehrer sich nicht mehr zu helfen wissen. Auf der Suche nach einer Lösung, nach verschiedenen Lösungswegen, frage ich Kai, wie sich dieser Ausbruch denn anfühlt.

Kai kann dies ganz genau beschreiben: Er sagt, es fühlt sich an, als wenn ein Vulkan ausbrechen würde. Auf meine Frage: »Wann merkst du das genau?«, sagte er: »Genau dann, wenn es einfach schon explodiert.«

»O.k., lassen wir uns doch mal eine Situation einfallen, die dich richtig wütend macht.« Er spannt seinen Körper an, er fängt an zu zittern und ballt seine Fäuste. Die Augen rollen nach oben, und ich habe das Gefühl, dass Kai versucht, diese innere Wut zu unterdrücken.

»Was fühlst du jetzt?« – »Ich spüre, wie die Wut in mir hochsteigt.« Da ADSler oftmals sehr visuelle Menschen sind, versuche ich, ihm ein Bild für dieses Gefühl zu beschreiben. »Ist es denn so, als wenn die Lava hochsteigt?« – »Ja, genauso ist es«, sagt Kai.

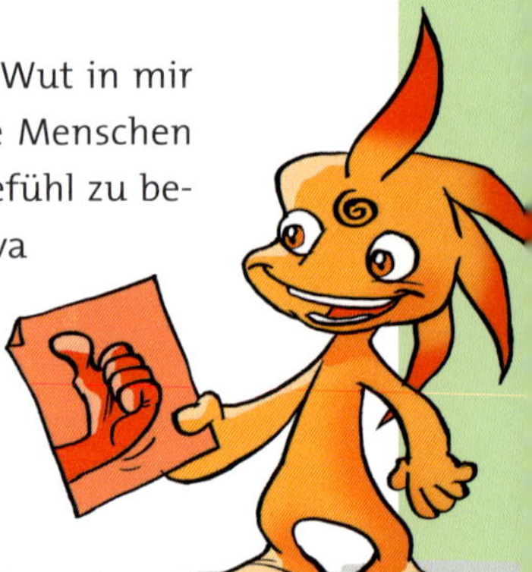

Als Coach stelle ich hier die Frage: »Was brauchst du, damit die Lava nicht zum Ausbruch kommt?« Und Kai kann mir diese Frage sofort bildhaft beantworten. Er hat die Idee und die Lösung, eine Klappe einzubauen, eine Klappe, die er immer öffnen kann, wann immer er will. Und genau mit diesem Bild vereinbaren wir unser

Zeichen, das ihn immer daran erinnern soll, dass es an der Zeit ist, die Klappe zu öffnen. Diese Handbewegung versuchen wir auf das Kleinste zu minimieren. Genau mit dieser Bewegung hat auch die Lehrerin, die die Idee hervorragend fand, es immer wieder geschafft, Kai vorher aus der Wutfalle zu befreien.

Seitdem fanden es auch andere Kinder mit der Zeit langweilig, Kai zu ärgern, da ja keine Reaktion mehr zu erwarten war. Auch schaffte es Kai dank dieser Impulssteuerung, wieder Freunde zu gewinnen.

Zutrauen

■ Ein weiteres großes Problem für Eltern von ADS-Kindern ist es, zur richtigen Zeit loszulassen. Das hat folgenden Grund: ADS-Kinder brauchen etwa zehnmal so viel Zeit für Automatisierungen. Wieder ein kleines Beispiel:

■ Stellen Sie sich vor, Sie haben sich einen neuen Kleider- und Schuhschrank für die Garderobe gekauft und möchten, dass alle lieben Familienmitglieder die Schuhe genau an den Platz stellen, den Sie sich dafür gedacht haben. Sicher werden Sie sich an diese Regeln halten und wahrscheinlich auch sehr schnell andere Familienmitglieder. (Wobei es auch schon beim Mann manchmal etwas schwieriger werden kann, aber das wäre ein Thema für ein anderes Buch, nämlich: Wie coache ich meinen

Mann?). Welches Ihrer Kinder wird wohl dafür am längsten brauchen?

Natürlich ist es Ihr kleines liebes ADS-Kind, das voll in Gedanken zur Tür hineinkommt, gleich berichten muss, was es in der Schule erlebt hat, die Schuhe schnell, ohne die Schnürsenkel zu öffnen, abstreift, auf den Boden wirft und die Büchertasche gleich daneben. Wieder sagen Sie nach bestem Wissen und Gewissen ganz ruhig: »Stell bitte deine Schuhe in das Regal.« Wenn Sie Glück haben, reagiert Ihr Kind gleich bei der ersten Aufforderung, aber wir wissen ja: ADSler hören ganz viel und deshalb manchmal nicht das, was sie gerade hören sollten. Also sagen Sie es noch einmal etwas bestimmter.

Kennen Sie den Satz: »Ja, gleich.« Ich kenne ihn zur Genüge, und ich weiß, dass dieser Satz bedeutet: »Erinnere mich bitte noch ein paarmal daran.«

Was passiert dann? Na klar, entweder wir sind schon ganz genervt, schimpfen, ärgern uns, meckern – was uns eben gerade so einfällt –, oder wir nehmen, falls wir schon am Boden der Resignation angekommen sind, die Schuhe und stellen diese selbst ins Regal.

Was hat Ihr Kind nun gelernt? Mama macht schon. Und was haben Sie gelernt? Mein Kind schafft es nicht einmal, seine Schuhe selbst einzuräumen, wie soll es dann die nächste Klassenarbeit schaffen ohne meine Hilfe?

Ein Teufelskreislauf beginnt:

1. Ohne dass wir es wollen, trauen wir unserem Kind weniger zu.
2. Dadurch traut sich auch unser Kind weniger zu.
3. Wir haben dann schnell das Gefühl, ohne unsere Hilfe schafft es unser Kind nicht.

Schluss damit!

Trauen Sie Ihrem Kind jede Woche eine neue Tätigkeit zu, fordern Sie diese auch ein, halten Sie sich zurück, Ihrem Kind diese Tätigkeit abzunehmen, und loben Sie Ihr Kind jedes Mal, wenn es diese geschafft hat.

Lob und Zutrauen sprengen den Teufelskreis.

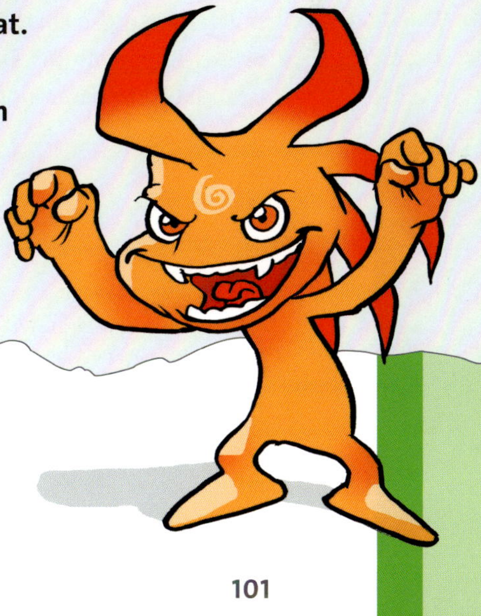

7. Hilfe zum Selbstcoaching

Das MultiLernCoach-Konzept

7.1 Das MultiLernCoach-Konzept

Mit dem von mir entworfenen MultiLernCoach-Konzept hat sich unsere Arbeit in der ADS-Lernwerkstatt als sehr erfolgreich erwiesen. Wir haben für Kinder und Familien viel erreichen können und wir freuen uns über jeden Fortschritt, von dem uns die Eltern berichten. Manchmal gehen diese Fortschritte etwas schneller, manchmal brauchen sie länger. Das Durchhalten und Dranbleiben ist dabei sehr wichtig und macht den Erfolg aus.

7.1.1 Grundinformationen

- **Das MultiLernCoach-Konzept ist speziell konzipiert für Kinder mit ADS/ADHS mit und ohne Teilleistungsstörungen wie z. B. Legasthenie, Dyskalkulie etc.**
- **Alter der Kinder: 5–14 Jahre**
- **Kombination von Einzel- und Gruppentraining**
- **Dauer:**
  - Vorab-Analysegespräch: ca. 60 Minuten mit Eltern (bei Bedarf evtl. mit dem betroffenen Kind)
  - Basistraining: 5 x 3 Stunden innerhalb von 14 Tagen im Einzeltraining

    (1 Trainingseinheit = 60 Min., davon 50 Min. Training mit dem Kind und 10 Min. Elterncoaching zur besseren Begleitung der neu erlernten Inhalte)
  - Aufbautraining: 12–15 Doppelstunden innerhalb des weiteren Schuljahres
- **Lehrergespräche: optional, werden aber für einen großen Erfolg dringend gesucht**

7.1.2 Module

Der MultiLernCoach-Konzept setzt sich aus folgenden Modulen zusammen:

- **Umfangreiches Analysegespräch (ca. 60 Min.)**
- **Schulungsinhalt, der individuell und bedarfsgerecht auf das Kind abgestimmt wird (Basistraining 5x3 Std., Aufbautraining 12–15 x 2 Std.)**

- **Coaching (Elterncoaching nach jedem Training, jeweils 10 Min. pro Trainingseinheit)**
- **Erfolgsmessung nach jedem Training (ca. 5 Min. pro Einheit)**

7.1.3 Analysegespräch

In einem sorgfältigen Analysegespräch erhalten wir detaillierte Informationen über das Kind, mit dem wir zusammenarbeiten möchten:

- **Berücksichtigung von Komorbiditäten und Teilleistungsstörungen bei ADS**

  Es kann sein, dass zusätzlich zu der Grunderkrankung ein diagnostisch abgrenzbares Krankheits- oder Störungsbild vorliegt, das als Komorbidität bezeichnet wird. Dieses kann, muss aber nicht mit der Grunderkrankung zusammenhängen.

  Beispiele für Komorbiditäten bei ADS/ADHS sind Angststörungen, Depressionen, Störung des Sozialverhaltens. Aufgrund der schwierigen Situation, in der sich ADS/ADHS-Kinder befinden, müssen auch die Komorbiditäten beachtet werden.

- **Festsetzung des auf die Problematik abgestimmten Trainings für das Kind:**
  - Teilleistungsstörungen (es handelt sich hierbei um Reizverarbeitungsschwächen im Gehirn. Die Reize werden zwar über die verschiedenen Kanäle ins Gehirn weitergeleitet, können dort aber nicht richtig verarbeitet werden)
  - Dyskalkulie (eine Entwicklungsverzögerung des mathematischen Denkens)
  - LRS (Lese-/Rechtschreibschwäche)

- Legasthenie (eine massive und lang andauernde Störung des Erwerbs der Schriftsprache. Die Betroffenen haben Probleme mit der Umsetzung der gesprochenen in die geschriebene Sprache und umgekehrt)
- Angstzustände
- ADS/ADHS
- Wahrnehmung
- Konzentration
- soziale Kompetenzen
- Verhaltensauffälligkeiten

Das genaue Training richtet sich nach der Schwere der jeweiligen Auffälligkeiten. Berücksichtigt werden dabei natürlich auch das Alter des Kindes und dessen Lebenssituation. Die Trainings, die auf die jeweiligen Problematiken abgestimmt sind, werden so miteinander kombiniert, dass das Kind ganzheitlich betreut ist.

- **Systemisches Elterncoaching**

Hierbei erfolgt eine zielgerichtete und anliegenbezogene Beratung, d.h. ein passgenaues und lebendiges Vorgehen für den jeweiligen Einzelfall. Die Eltern lernen, den Schwerpunkt auf mögliche Lösungen und ihre eigenen Fähigkeiten zu richten und nicht auf Probleme oder Defizite.

- Hilfe beim Abbau der elterlichen Hilflosigkeit
- Eltern lernen, ihre eigenen Beobachter zu werden, sie lernen, in ihrer Kraft zu bleiben. Eltern bekommen das Handwerkszeug gegen die eigene Aufgeregtheit. Sie lernen, sich selbst Anerkennung zu geben und Kontakt zu ihrem Kind zu halten.

   - Abbau von Schuldgefühlen
   - Akzeptanz der Situation
   - Aufbau und Förderung der Eltern-Kind-Beziehung

- **Familienanalyse**
   - Vorliegende Störungsbilder in der Historie der Familie

     Systemische Familienzusammenhänge mit den Eltern transparent machen, um eine evtl. erforderliche Neuordnung zu erlangen
     → mehr Ruhe und Ordnung in der Familie anstatt Chaos, Angst ...

   - Bewusstes Einbeziehen aller »erziehenden« Familienmitglieder, um den bestmöglichen Erfolg für das Kind zu erzielen
   - Gezielter Einsatz von geeigneten Tools in der systemischen Familienarbeit und im Coaching

7.1.4 Schulungsinhalt

- **Sozialkompetenztraining**

  Sozial kompetentes Verhalten verknüpft die individuellen Handlungsziele von Personen mit den Einstellungen und Werten einer Gruppe.

  Es wird trainiert: zuhören, was jemand anderes sagt, abwarten und zunächst alles registrieren, was mir jemand anderes mitteilen möchte. Dazu gehört auch: genau hinschauen, auf Mimik achten, Stimmungen wahrnehmen, den anderen respektieren. Kommunikationsregeln helfen, sich gut miteinander zu verständigen. Diese werden den Kindern durch visualisierendes Material nahegebracht und mit ihnen eingeübt.

- Wahrnehmung von Emotionen:

  Mimik und Gestik drücken Stimmungen und Gefühle aus. Wie sind Gesichtsausdrücke richtig zu deuten? Typische Emotionen zeigen sich in Veränderungen der Körperhaltung und der Gesichtszüge. Kinder lernen, diese wahrzunehmen, um ihre Reaktionen auf ihr Gegenüber abstimmen zu können.

- Perspektiven erweitern – sich selbst und andere akzeptieren:

  Die Wahrnehmung wird darauf gelenkt, dass es Unterschiede und Gemeinsamkeiten mit anderen Menschen gibt. Es wird die Akzeptanz eigener Besonderheiten und die Toleranz für andere gefördert.

  Ergebnisse des Einzeltrainings können im Gruppentraining geprüft werden.

- Impulskontrolle:

  Wie nehme ich bei mir selbst Wut und Ärger wahr? Es soll die Wahrnehmung geschult werden, damit schon Auslöser von Ärger mit positiven Selbstverstärkern und Beruhigungstechniken verknüpft werden. So können heftige Wutanfälle verhindert oder in ihrer Intensität vermindert werden. Die Kinder bekommen ein Gefühl dafür, wie sie selbst etwas tun und ihre Wut beeinflussen können.

- Selbstbewusstsein:

  Zunächst soll die Selbsteinschätzung gefördert werden. Das Kind soll in dieser Trainingseinheit erfahren: »Ich bin etwas Besonderes!« Durch die Fokussierung auf die individuellen Stärken verbessert sich das Vertrauen in die eigenen Fähigkeiten; Motivation und Ausdauer werden gefördert.

Eine negative Spirale soll somit unterbrochen und in eine positive gewandelt werden.

- **Auditives und visuelles Wahrnehmungs- und Konzentrationstraining**

Konzentration und systematische Wahrnehmungsverarbeitung

Wichtige Informationen sollen dem neuronalen Netz gezielt präsentiert, ablenkende Reize möglichst minimiert werden. Organisation hilft schon im Vorfeld, Infos genau aufzunehmen. Die Prioritäten für Wichtiges werden richtig gesetzt.

Wichtige Infos werden komplett aufgenommen. Nur sie gelangen ins Arbeitsgedächtnis, nicht so wichtige Infos werden abgewiesen.

Es werden Aufmerksamkeitsfunktionen geübt, das genaue Hinschauen, genaue Hinhören und die schnelle Mustererkennung. Die Kinder lernen, systematisch zu arbeiten, indem sie z. B. den Blick von links nach rechts über Übungsblätter wandern lassen. Dies verhindert Flüchtigkeitsfehler und fördert einen sorgfältigen Arbeitsstil.

Sie lernen, Gedanken in Buchstaben, Zahlen oder Bilder umzusetzen. Die Feinmotorik wird automatisiert, so dass die Umsetzung gut klappt und schriftlich aufs Papier gebracht werden kann.

Checklisten unterstützen die Aufmerksamkeit und können von den Kindern selbst geführt werden.

- Konzentration

Aus einer Fülle von Informationen müssen diejenigen ausgewählt werden, die für eine bestimmte Situation oder

Handlung von Bedeutung sind. Konzentration bringt es mit sich, Wichtiges mitzubekommen, hinzuhören, hinzuschauen, systematisch zu arbeiten.

Konzentration ist die willentliche Ausrichtung der Aufmerksamkeit auf eine bestimmte Tätigkeit, einen Reiz oder Ähnliches, das momentan für eine gewisse Zeit ausgeübt oder empfunden wird, ohne auf Vorhergehendes oder Kommendes zu achten.

Das bedeutet: Konzentration ist die Fähigkeit, sich innerlich zu sammeln und alle Kräfte und Gedanken auf ein bestimmtes Ziel zu richten und sie somit zielgerichtet einzusetzen.

Das Ziel der Aufmerksamkeitszuwendung ist die Wahrnehmung der Umwelt, Gedanken und Gefühle sowie des eigenen Verhaltens und Handelns.

Ein wesentlicher Bestandteil von Aufmerksamkeit ist die Auswahl von Informationen (Selektion), um sie dem Bewusstsein zugänglich zu machen und das Denken und Handeln zu steuern.

Durch Biofeedback lässt sich die Konzentrationsspanne visualisieren und durch Training verlängern. Somit lernt das Kind spielerisch, »länger am Ball« zu bleiben.

- **Alltagstransfer**

  Umsetzung der Schulungsinhalte in den normalen Alltag und Sicherung der Theorie

- **Lerntypenanalyse**

  Jeder Mensch lernt anders. Über seine Sinnesorgane, zu denen Ohren, Augen, Nase, Geschmacks- und Muskelsinn gehören, nimmt er Informationen auf. Dieser Lernstoff gelangt ins Gedächtnis. Da die einzelnen Sinnesorgane bei jedem Menschen unterschiedlich beschaffen sind und es gerade beim Lernen Gewohnheiten und Vorlieben gibt, lernt jedes Kind und jeder Erwachsene auf seine ganz eigene, unverwechselbare Art. Bei der Lerntypenanalyse wird festgestellt, welche der Fähigkeiten (Schreiben, Lesen, Erklären, Hören, Sehen, räumliches Denken) wie stark ausgeprägt ist. Es wird deutlich, in welchem Bereich besonders gut aufgepasst wird und wo es noch Verbesserungsbedarf gibt. In dem Zusammenhang werden Hinweise auf Techniken gegeben, die helfen können, Defizite aufzuarbeiten.

In Anlehnung an die Sinnesorgane, die beim Lernen beteiligt sind, spricht man deshalb von auditiven, visuellen, kommunikativen und motorischen Lerntypen.

- Der auditive Lerntyp – Lernen durch Hören

  Der auditive Lerntyp kann gehörte Informationen leicht aufnehmen, sie behalten und auch wiedergeben. Er kann mündlichen Erklärungen folgen und sie verarbeiten. Für ihn hören sich Erklärungen stimmig an, er kann sich einen Reim darauf machen, sie klingen zutreffend.

  Auditive Lerntypen führen oft Selbstgespräche beim Lernen, sagen sich die Lerninhalte laut vor, erfinden ein Lied dazu und trällern es vor sich hin. Sie fühlen sich durch Umgebungsgeräusche schnell gestört und mögen meist keine Musik im Hintergrund.

- Der visuelle Lerntyp – Lernen durch Sehen

  Der visuelle Lerntyp lernt am besten durch das Lesen von Informationen und das Beobachten von Handlungsabläufen. Es fällt ihm leichter, sich Inhalte zu merken, wenn er sich diese in Form von Grafiken oder Bildern veranschaulicht. Er findet Erklärungen »einleuchtend«, er »hat den Durchblick«, wenn er etwas verstanden hat, wenn nicht, muss er den Stoff noch mal näher betrachten.

Visuelle Lerntypen lesen gerne, schauen gerne Bilder, Illustrationen oder Grafiken an, um Sachverhalte zu verstehen. Sie brauchen eine schöne Lernumgebung und arbeiten gerne mit Tafelbildern und schriftlichen Unterlagen. Sie schreiben gerne mit und nehmen Informationen durch das Sehen und das Sichzeigenlassen auf. Sie erinnern sich besonders an das, was sie selbst gelesen und gesehen haben. Dieser Lerntyp lässt sich leicht durch eine visuelle Unordnung ablenken.

- Der kommunikative Lerntyp – Lernen durch Gespräche

  Der kommunikative Lerntyp lernt am besten durch Diskussionen und Gespräche. Für ihn sind die sachliche Auseinandersetzung mit dem Lernstoff und das Verstehen im Dialog von großer Bedeutung. Er muss Erklärungen durchsprechen, besprechen und sie mit anderen diskutieren.

  Der kommunikative Lerntyp braucht den Austausch und das Gespräch zum Lernen.

- Der motorische Lerntyp – Lernen durch Bewegung

  Der motorische Lerntyp lernt am besten, indem er Handlungsabläufe selbst durchführt und auf diese Weise nachvollzieht. Für ihn ist wichtig, am Lernprozess unmittelbar beteiligt zu sein und durch das »Learning by Doing« eigenständige Erfahrungen zu sammeln. Erklärungen »begreift« er, sie »fühlen sich richtig an«. Themen erkundet er und erarbeitet sie sich.

  Dieser Lerntyp lernt am leichtesten, wenn er selbst etwas ausführt, zum Beispiel durch Ausprobieren. Er bewegt sich beim Lernen, läuft im Zimmer auf und ab, wiederholt dabei den Lernstoff und ergänzt ihn durch Gesten und Mimik.

Diese Differenzierung der Lerntypen ist jedoch niemals eins zu eins auf eine Person übertragbar. Zu unterschiedlich sind die Interessen, das Tempo, individuell verschiedene Erbanlagen, Umwelteinflüsse und Erfahrungen, als dass es eine für alle Menschen stimmige Lernmethode geben könnte. Man sollte sich daher nicht auf einen Lerntyp festlegen. Ziel ist es, sich an diesem Schema zu orientieren und herauszufinden, wo die meisten Überschneidungen existieren, um auch alle anderen Sinnesorgane beim Lernen mit einzubeziehen und zu schärfen, damit das Lernen für das Kind erleichtert und möglichst effizient gestaltet werden kann. Dann hat das Kind auch Spaß daran, neues Wissen zu erlangen und einzusetzen.

- **Einsatz vielfältiger Vermittlungstechniken**
- **Praxisorientiertes Material**
- **Selbstinstruktionstechniken – Systemkarten**

  (Lerntraining mit praktischen Tipps und Tricks)

  - Systematische Lösungsstrategien und Handlungsplanung
  - Erarbeitung von Selbsthilfemethoden

    Die Kinder lernen, bei komplexen Aufgaben nicht dem spontanen Impuls nachzugeben, sondern erst innezuhalten, zu überlegen und systematisch vorzugehen.

  - Übungen zur Konzentration und Entspannung

    Im Kind wird die Bereitschaft geweckt, an seinem Problem etwas verändern zu wollen. Es lernt zunächst, negative Verhaltensweisen, die im Alltag immer wieder zu Problemen und Konflikten führen, zu erkennen. Altersabhängig werden gemeinsam mit dem Kind Strategien erarbeitet, sich selbst zu beobachten und einzuschätzen. Es lernt, sein Fehlverhalten zu entdecken und durch Selbstinstruktionstechniken zu verändern. Die Selbstinstruktionstechniken vermitteln die Fähigkeit, sich selbst so gut zu kennen und einzuschätzen, dass »eigene Befehle« zur Veränderung der eingeschliffenen Verhaltensweisen führen.

- **Strukturvermittlung für Schule und Alltag**

Die neuen Informationen müssen im Arbeitsgedächtnis mit bekannten Mustern verglichen werden, und eine Lösungsstrategie muss überlegt werden, die dann wiederum Schritt für Schritt umgesetzt werden muss.

Techniken der Fehlerkontrolle und Selbstbestätigung

- die gezielte Wahrnehmung von Eindrücken (Aufmerksamkeit)
- die Verknüpfung mit Bekanntem (Erfahrung)
- das Erkennen von Regelmäßigkeiten (Mustererkennung)
- das Umsetzen in eigenes Handeln (Handlungsplanung)

- **Spielphase zum Automatisieren des Gelernten**

Im Spiel werden alle Aufmerksamkeitsfunktionen, Wahrnehmungsverarbeitung und emotional-soziale Fähigkeiten gefordert und gefördert. Die Theorie wird somit durch praktisches Einüben gesichert, und Lerninhalte werden durch hohe Motivation schnell automatisiert.

Besondere Spielvariationen, abgestimmt auf die vermittelten Inhalte, werden zur Sicherung der Erfolgsschritte am Ende jeder Einheit eingeplant.

7.1.5 Coaching

- **Elterncoaching in jeder Einheit zur Sicherung des Alltagstransfers und Erläuterung der Techniken**
- **Lehrercoaching zur Stärkung des Kindes im Klassenverband**
- **Coaching des Kindes zur Motivationssteigerung**

  Coaching bedeutet dabei, die eigenen Kräfte zu erkennen und selbst zu mobilisieren.

  Nur Verhaltensänderungen, die aus eigenem Antrieb entstanden sind, haben auf Dauer Erfolg.

  Coaching heißt hier explizit »Beratung ohne Ratschlag«.

  Diese besondere Art der Beratung ist ein elementarer Baustein des Konzeptes und wird von den Eltern, Lehrern und besonders den Kindern gut angenommen.

7.1.6 Erfolgsmessung und Erfolgskontrolle in jeder Einheit

- **Konzentrationssteigerung durch Messung über Biofeedback**
- **Regelmäßige standardisierte Befragung der Eltern und Lehrer**
- **Zeitmessung und Erfolgsmessung der Fortschritte mit dem Kind**
- **Erstellung von Punkteplänen, Kontrolle der Punktepläne und Vereinbarungen durch den Trainer**
- **Bonussystem zur Stärkung des Selbstbewusstseins**

7.1.7 Unterstützende Maßnahmen

- **Systemisches Coaching für Eltern und Kinder**
- **Multimodale Begleitung des Kindes**

  Auf die Zusammenarbeit mit Ärzten, Therapeuten, Eltern, Lehrern und evtl. weiteren Bezugspersonen wird besonders großer Wert gelegt. Sie bedeutet, dass die einzelnen Abschnitte des Coachings mit behandelnden Ärzten und Therapeuten abgesprochen werden, um die Schwerpunkte individuell auf das Kind abzustimmen und gegebenenfalls zu verlagern bzw. zu vertiefen.

- **Supervision in der Klasse (Integrationsarbeit »auffälliger« Kinder im Klassenverband)**

  Bei der Supervision geht es um die Beziehungen der Personen, die im Alltag zusammenarbeiten. Hier sind es das betroffene Kind sowie seine Mitschüler und Lehrer. Das Ziel der Supervision ist die Erweiterung der Wahrnehmungsfähigkeit und das Suchen nach neuen Verhaltensmöglichkeiten in festgefahrenen Situationen. Sie dient der Verbesserung des Miteinanders. Dabei wird das betroffene Kind innerhalb des Klassenverbandes beobachtet, wie es sich zu den Klassenkameraden und der Lehrkraft verhält, weiterhin deren Zusammenarbeit sowie die Arbeitspraxis des Kindes und dessen Rollenverhalten. Der Blick wird also auf das Verhalten der Beteiligten und Betroffenen gerichtet, auf ihr Miteinander, auf ihre Aufgaben und Vorhaben. Das betroffene Kind wird nicht vor seinen Mitschülern bloßgestellt, da diese nicht über die Supervision informiert sind.

- **Hilfestellung und Ansprechpartner für den Lehrer**

7.1.8 Ziele

- Stärkung der Selbstwahrnehmung und des Selbstbewusstseins des Kindes
- Selbstvertrauen aufbauen
- Genügend stabiles Selbstwertgefühl
- Verbesserung der auditiven und visuellen Wahrnehmung
- Problemlösendes Denken, Strategien kennen und einsetzen lernen (das Kind lernt, sich selbst zu strukturieren, um besser lernen und sich länger und zielgerichteter konzentrieren zu können)
- Steigerung der Konzentrationsspanne
- Abbau von leistungsbezogenen Ängsten und Aufbau von Lernmotivation
- Eigenmotivation des Kindes zum Lernen verbessern bzw. erlernen
- Entspannung der Alltags- und Schulsituation
- Verbesserung der Eltern-Kind-Beziehung
- Feste Strukturierung des Tagesablaufs
- Einhaltung von festgelegten Regeln ohne Machtkämpfe und Diskussionen
- Abbau der Isolation des Kindes in der Gemeinschaft (Familie, Schule)
- Verringerung der Komorbiditäten

Das Motto »Hier ist mein Kind, ich hole es dann repariert wieder ab« funktioniert nicht bei uns!

7.2 Selbsthilfe zum Coaching

■ Es ist wichtig, dass Eltern darüber Bescheid wissen, wie man sein Kind am besten unterstützen kann. In diesem Kapitel bekommen Sie Tipps und Anregungen, wie Sie es schaffen, die Gabe Ihres Kindes herauszulocken.

Somit haben auch Sie als Eltern die Möglichkeit, wieder Positives an Ihrem Kind zu entdecken. Besondere Kompensationsstrategien für die Entwicklung der Kinder und zur Stärkung des Familiensystems, die die Betroffenen allein manchmal nicht finden können, sind wichtig für die Entwicklung einer gesunden und glücklichen Familienstruktur.

■ Bei meiner Arbeit mit den Kindern habe ich immer wieder festgestellt, dass jedes ADS-Kind seine ganz eigenen Stärken besitzt. Oft sind diese unter einem Berg von vielen Schwächen verdeckt und müssen erst wieder freigelegt werden. Das kann ein ganz schönes Stück Arbeit sein, und es verlangt einem viel Disziplin ab.

Aber: Es macht Spaß, die Fortschritte der Kinder, ein Lachen in ihren Gesichtern zu sehen, zu erleben, dass sie wieder Selbstachtung fühlen und dass die Familien wieder in einem Miteinander und nicht in einem Gegeneinander leben. Eltern sehen für sich und ihre Kinder wieder die Chance auf eine Zukunft in unserer Gesellschaft, in der sie oft als Außenseiter gelten.

Immer wieder sitzen also Kinder zu einem ersten Gespräch vor mir, manche sogar freiwillig ... Sie wissen zuerst gar nicht, warum sie bei mir sind und was sie bei mir erwartet. Ungeduldig wippen sie auf den Stühlen, und man merkt, wie bei den Eltern die Anspannung steigt. Eltern möchten einen möglichst guten Eindruck machen und erwarten das auch von ihren Kindern, doch Kinder sind einfach ehrlicher. Sie zeigen uns Erwachsenen sehr schnell, ob sie mit uns zusammenarbeiten möchten oder nicht.

Ich erinnere mich an eine Situation, als mein Sohn kurz nach dem Schulwechsel Besuch von seiner Lehrerin bekam. Mein Mann und ich haben alles darangesetzt, einen möglichst guten Eindruck zu hinterlassen – ich denke, das können Sie gut verstehen. Vor lauter gutem Willen haben wir uns so verkrampft, dass sich diese Anspannung automatisch auf unsere Kinder übertragen hat. Was passiert ist, können Sie sich vielleicht auch vorstellen. Genau, die Kinder wirkten nervös und aufgedreht. Die Situation artete in wirklichen Stress aus. Ich kann mich noch erinnern, dass mein Mann meinen Sohn irgendwann wegen irgendeiner Kleinigkeit so ermahnt hat, dass der zu weinen begann.

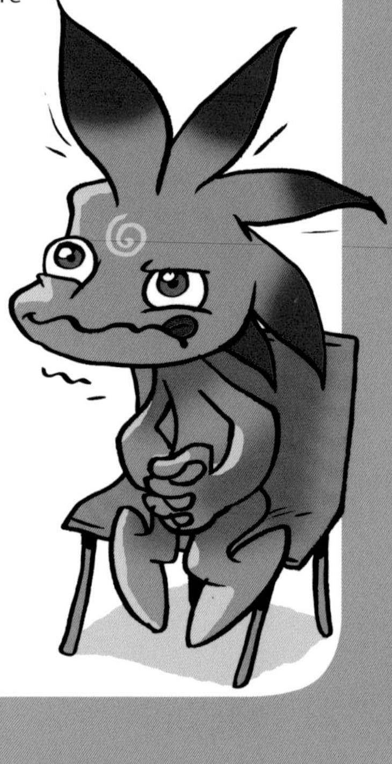

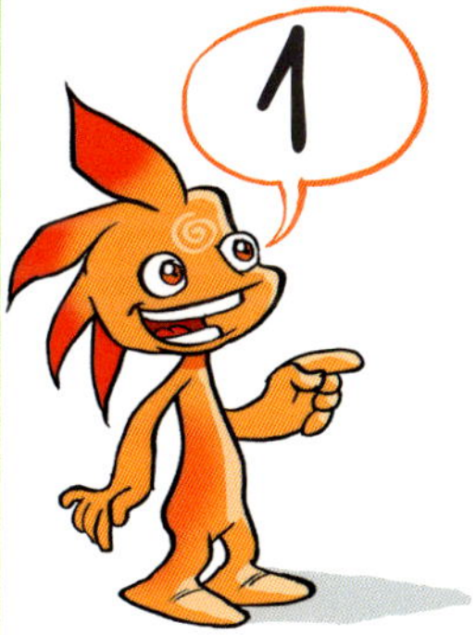

Problem 1:

»Schau die Erwachsenen an, wenn sie mit dir reden!«

Genau das ist eines der Probleme von ADS-Kindern. Weil sie sehr sensibel sind und auch schon viel Negatives erlebt haben, halten sie oft wenig Blickkontakt. Somit verbauen sie sich selbst sehr schnell den ersten Eindruck. Sie brauchen häufig einfach etwas länger, Kontakt zu einer Person aufzubauen. Als Erwachsener bin ich dafür verantwortlich, dass das Kind Vertrauen zu mir aufbauen kann und somit auch Blickkontakt. Und genau das ist eines der größten Erfolgserlebnisse, wenn die Kinder anfangen zu lächeln und einem in die Augen schauen können.

Kinder sind Kinder und müssen sich nicht verstellen. Also, liebe Eltern, bleiben Sie gelassen und glauben Sie mir, wer ein wirklicher Profi ist, der nimmt die Kinder so, wie sie sind, und holt sie dort ab, wo sie stehen. Er erwartet nicht, dass die Kinder sofort Blickkontakt halten können. Das kommt schon von alleine, wenn das Kind Vertrauen aufgebaut hat. Bei ADSlern dauert dies eben manchmal etwas länger, da sie ja auch schon viele Negativerlebnisse gehabt haben.

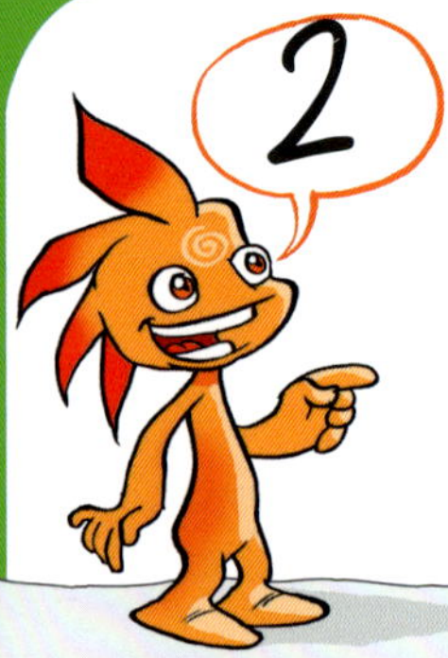

Verlassen Sie sich auf die Kompetenz des Therapeuten oder Coaches. Das Kind ist die Hauptperson im ersten Gespräch. Auf seine Fragen sollte man möglichst schnell gute Antworten finden.

Problem 2:

»Ich will nicht zur Therapie!«

■ Meine Antwort darauf: »Ich bin ein Coach, eine Trainerin, die versucht, Konzentration, Motivation, Lernen und Verhalten zu einem erfolgreichen Team zu machen. Dabei ist es wichtig, dass jeder Spieler im Team an seinem richtigen Platz steht und weiß, was er zu tun hat. Außerdem ist es wichtig zu wissen, wer im Team der Mannschaftskapitän ist und was das Ziel ist.«

Manchmal erzähle ich den Kindern, dass auch ich ADS habe und wie ich gewisse Situationen oftmals erlebe. Zum Beispiel, dass ich mit meinem Mann in einem Restaurant sitze und wunderbar den Gesprächen am Nachbartisch lauschen und gleichzeitig der Unterhaltung mit meinem Mann folgen kann. Auch rede ich mit den Kindern ganz offen über meine Schwierigkeiten in der Schule damals. Ich frage sie, ob sie auch das ein oder andere aus ihrem Schulalltag kennen. Wichtig ist mir dabei immer, den Kindern ein sicheres Gefühl zu geben.

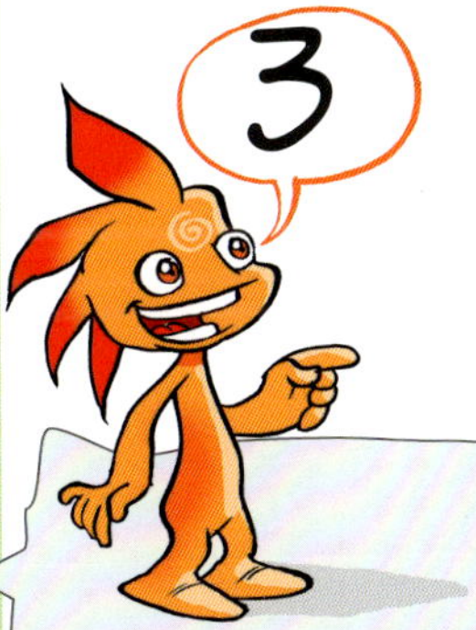

Problem 3:

»Ich verstehe nicht, warum mein Kind das nun wieder macht!«

Man muss die Sprache der ADSler sprechen können. Denn wenn man anfängt, ADS nicht mehr nur als Krankheit, sondern auch als Gabe zu sehen und die Stärken von ADS zu erkennen, dann hat man noch eine Chance, aus einigen Teufelskreisen auszubrechen. Man versteht dann eher, warum manches so gemacht wird, auch wenn es einem zunächst unlogisch erscheint.

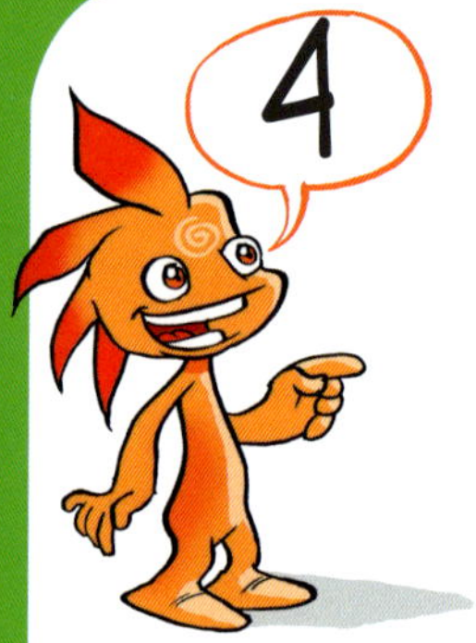

Problem 4:

»Ich habe so viele Hausaufgaben auf!«

■ Kennen Sie das? Ihr Kind kommt mit langem Gesicht von der Schule und verkündet völlig frustriert, dass es wieder einmal zu viele Hausaufgaben machen muss. Dabei wirft es sauer die Büchertasche in den Gang und läuft an Ihnen brodelnd wie ein Dampfkessel vorbei.

Was können Sie nun tun? Wie Sie bereits aus vorangegangenen Kapiteln wissen, haben ADS-Kinder oftmals nur dann eine große Motivation, wenn sie:

Machen Sie aus einer großen Aufgabe viele kleine. Trainieren Sie diese »Aufgaben in Häppchen-Methode« mit Ihrem Kind (z. B. mit Hilfe des Punkteplans, Belohnungssystems oder Zielmanagements).

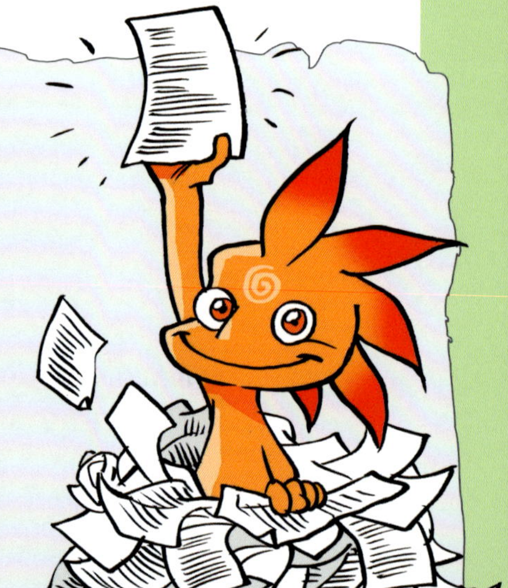

- Lust darauf haben
- gute Erfahrungen damit gemacht haben
- gleich Lob für die Leistung bekommen haben
- einen deutlichen Nutzen davon hatten
- sich dabei wohlgefühlt haben

Genau bei diesen fünf genannten Punkten liegen die Motivationsmöglichkeiten, denn normalerweise tun Kinder das, worauf sie gerade Lust haben – und Hausaufgaben gehören bekanntlich nicht dazu, es sei denn sie sind humorvoll und interessant gestaltet. Da es nun aber wichtig und notwendig ist, dass Ihr Kind auf dem Weg zum Erwachsenwerden erfährt, dass Lernen und Hausaufgaben dazu gehören, sollte es möglichst positive Erfahrungen machen.

Wenn Ihr Kind dies verstanden hat und sich als Ziel setzt, besser zu werden, ist es wichtig, dass man auf dem lan-

Lassen Sie Ihr Kind Schritt für Schritt nach der Selbstinstruktionstechnik vorgehen. Ihr Kind und Sie geben einen Tipp für die geschätzte Zeit ab. Vergleichen Sie dann am Schluss beide Werte. Oft brauchen die Kinder weniger Zeit als anfänglich gedacht. Dadurch kommt es zu einer besseren Einschätzung der Hausaufgabenzeit, und es entsteht nicht schon von vornherein Frust.

gen Weg dorthin (und dieser kann sehr lang werden!) kleine Etappenziele einbaut. Die Kinder merken und erleben so, dass sie Schritt für Schritt ihrem Ziel näher kommen. Das motiviert. Auch der beste Marathonläufer hat seine Strecke nicht von heute auf morgen schaffen können.

Um ein Ziel zu erreichen, ist es wichtig zu sehen, dass man seinem Ziel näher kommt. Erfolgserlebnisse schafft man sich durch das Erreichen kleiner Zwischenziele. Und gerade Kinder müssen das sehen, sogar sehr schnell sehen, vor allem, wenn sie ADS haben.

Ist die Motivation hoch,
ist jedes Ziel erreichbar,
und man ist zu Höchstleistungen fähig.

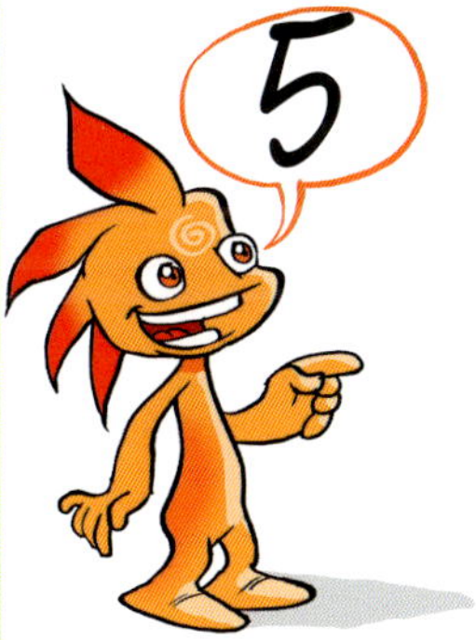

Problem 5:

»Ich habe keine Lust anzufangen.«

■ Aller Anfang ist schwer, vor allem bei ADSlern. Es fallen ihnen immer wieder viel wichtigere Dinge ein. Wenn sie aber mal angefangen haben und dranbleiben können, dann sind sie meistens schneller fertig als gedacht. Der Start ist das Schwierigste, und dabei brauchen nicht nur die ADS-Kinder Hilfe.

■ Auch mir kommt gerade diese Erkenntnis, denn ein Buch zu schreiben ist für einen ADSler wie mich eine ganz schöne Herausforderung. Wie oft habe ich schon das Schreiben durch einige Ausreden nach hinten geschoben, saß dann wieder mit schlechtem Gewissen im Büro und habe mir bei meiner Zeitplanung vorhalten müssen, dass der Abgabetermin wieder näher gerückt war, ich aber nicht wesentlich mehr geschafft habe. Ich hatte ja auch so viele andere Dinge zu tun ...

Im Moment befinde ich mich in einem Hotelzimmer in Vegas und habe mich wegen des Jetlags ganz früh, also bei uns schon nachmittags, hingesetzt, um weiterzuschreiben. Aber was muss ich feststellen? Der Adapter für die Stromversorgung meines Computers passt nicht, und der Akku hält nur noch 20 Minuten. Blöd!!!!!! Und das gerade jetzt, wo ich meinen inneren Schweinehund

Fragen Sie Ihr Kind vor Beginn, was es noch braucht: »Musst du noch zur Toilette?« »Hast du noch Hunger oder Durst?« »Nein? Dann geht es JETZT los – Start!«

überwunden habe und gerade einen – wie heißt es so schön – FLOW habe.

Typisch ADS, zwar habe ich zu Hause einen Adapter gekauft, aber leider nicht kontrolliert, ob er für den Stecker des Laptops passt.

■ Ja, das ist ein großes Problem bei uns ADSlern: die ewigen Verzögerungstaktiken, bis es dann endlich losgeht. Da sind wir echt kreativ! Sind wir dann einmal dran, dann geht es doch besser und schneller als gedacht, aber wehe, etwas lenkt uns mal wieder ab – oder eben: der blöde Akku ist leer…

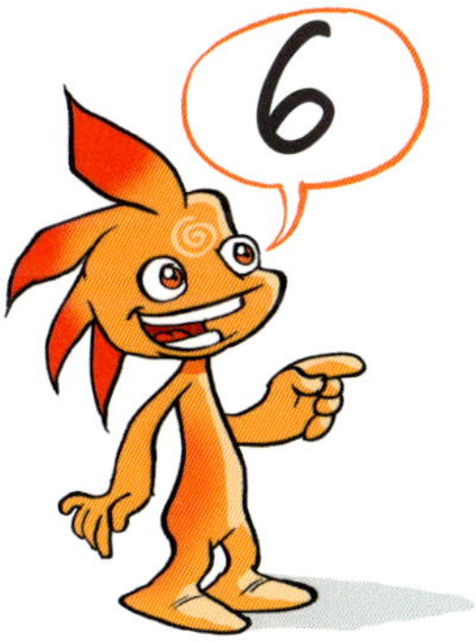

Problem 6:

»Du hast so ein Chaos am Arbeitsplatz!«

- Chaos und Unordnung sind die üblichen Wegbegleiter bei ADSlern.

Sie werden auch bei größter Anstrengung nicht viel daran ändern können. Schauen Sie also gnädig darüber hinweg und freuen Sie sich über Mini-Fortschritte in diesem Bereich.

Lachen und Humor helfen hier mehr als Schimpfen. (Trotzdem muss man manchmal auch als Mutter Dampf ablassen können – Erziehungsfehler 1 für den Tag.)

Lassen Sie die Kreativität Ihres Kindes ran und lassen Sie es »sein eigenes Büro« einrichten. Machen Sie zusammen mit Ihrem Kind einen Plan, wo was hinkommt, und markieren Sie die Schubladen und Bereiche mit farbigen Schildern.

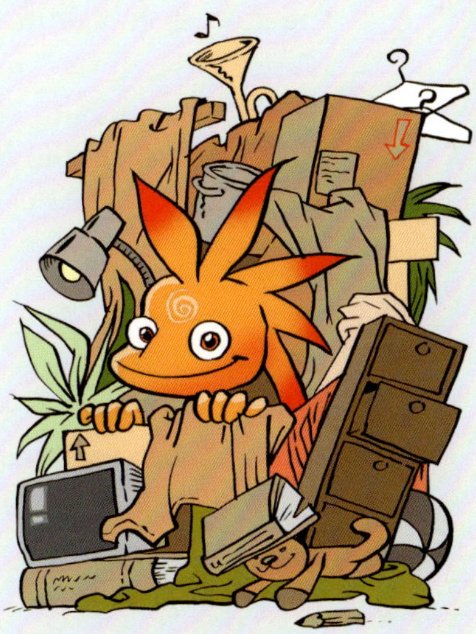

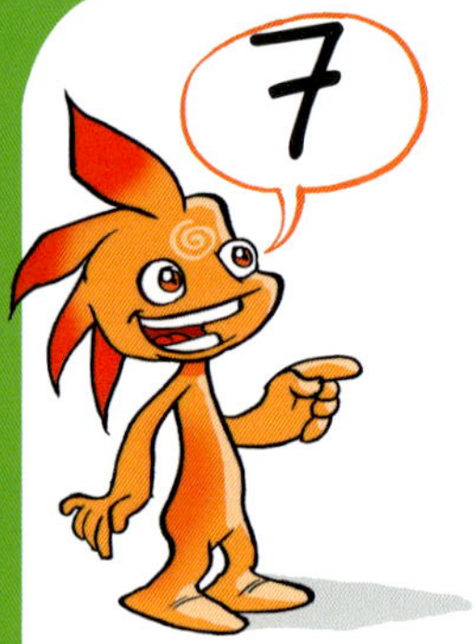

Problem 7:

»Wie bekomme ich mein Kind ohne Stress morgens früh aus dem Haus?«

■ Immer wieder werde ich gefragt: »Was sollen wir denn machen, damit wir unser Kind besser unterstützen können?« Eine klare Antwort darauf: Verstehen Sie es! Werden Sie Fachmann auf dem Gebiet. Informieren Sie sich, lesen Sie gute Bücher dazu, besuchen Sie Elterntrainings, die sich mit dem Thema ADS befassen, und stärken Sie Ihr Kind, wo immer Sie können. Die besten Erfahrungen haben wir mit den Familien gemacht, die Verständnis für die etwas andere Welt der Kinder bekommen und gelernt haben, sich über kleine Fortschritte zu freuen. Nehmen Sie nicht als selbstverständlich an, was Ihr Kind jeden Tag leisten muss. Geben Sie ihm Rückhalt und vertrauen Sie. Unterbrechen Sie bewusst negative Spiralen und setzen Sie positive Spiralen in Gang.

Ein ADSler hat enorme Stärken, auch wenn diese oftmals im Chaos versteckt sind. Und die Hyperfokussierung kann sowohl in negativen als auch in positiven Situationen genutzt werden.

Liebe Eltern, vielleicht kennen Sie folgende Situation: Morgens gibt es schon Zoff und Geschrei, weil Ihr kleiner Liebling auf dem Weg zum Anziehen an der Legokiste vorbeiläuft und noch schnell einen ganz wichtigen Ritterkampf führen muss. Etwas später hat er es doch geschafft, zu den Anziehsachen durch sein Chaos hindurchzufinden, wird aber von der schmusenden Katze so abgelenkt, dass er das T-Shirt falsch herum anzieht und von den beiden Socken eine halb, die andere gerade noch am Fuß hängt. Ein Frühstück wird nun aufgrund der vertrödelten Zeit sehr knapp, dabei fällt auch noch eine Tasse Tee um. Ein perfekter Morgen!

Planen Sie immer einen Zeitpuffer ein, damit gar nicht erst Stress aufkommt. Denken Sie mit Freude an den Moment, wenn die Wohnung leer ist ...

Sollte Ihr Kind zufällig selbst an das Zähneputzen und das Haarekämmen denken, freuen Sie sich. Wie heißt es so schön? Man muss sich an den kleinen Fortschritten erfreuen ...

Kurz vor knapp haben Sie es dann doch geschafft. Ihr Kind geht, nachdem es sich an Schlüssel, Fahrkarte und Büchertasche erinnert hat, wie jedes andere Kind in die Schule. Dies ist nur eine Situation aus dem Alltag einer ADS-Familie.

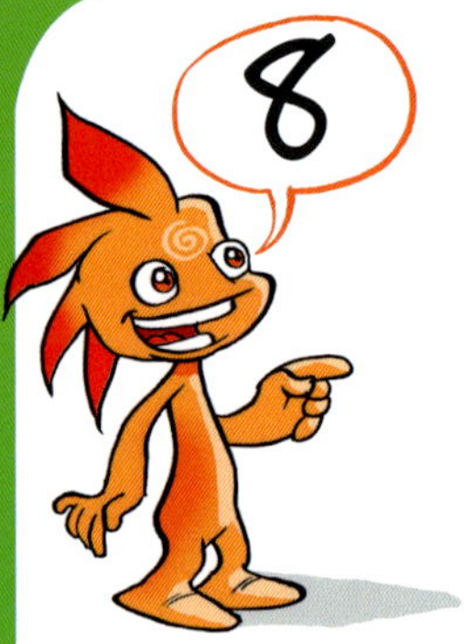

Problem 8:

»Wie soll ich das alles als Mutter oder Vater schaffen?«

- Mit ganz viel Verständnis und Geduld! Nehmen Sie jede Hilfe an, die Sie kriegen können. Nutzen Sie die Form des Coachings, um für sich und auch für Ihr Kind neue Lösungsmöglichkeiten zu erkennen. Planen Sie also »Qualitätszeit« ein und sitzen Sie nicht mehr mit schlechtem Gewissen in Ihrer wohlverdienten Pause.

Nehmen Sie sich selbst und die Beziehung zu Ihrem Partner wieder wichtig.

Genießen Sie bewusst und ohne Reue Ihre »Qualitätszeit«!

Denken Sie daran: Ihr Kind hat die Diagnose ADS, oder Sie glauben, dass Ihr Kind ADS hat, Sie sind sich aber nicht ganz sicher. Sie haben sich nun dieses Buch gekauft, um noch mehr aus dem Alltag von ADSlern zu erfahren und mehr Klarheit zu dem Thema zu bekommen.

Schließen Sie doch einmal kurz die Augen und genießen Sie die Ruhe. (Ich hoffe, dass Sie einen einigermaßen ruhigen Platz finden können, um sich diesem Buch zu widmen.) Nehmen Sie sich ganz bewusst diese Zeit, ohne dabei an die noch zu bügelnde Wäsche zu denken und auch ohne schlechtes Gewissen, sollte gerade um sie herum das kleine Chaos herrschen. Sie haben es sich verdient!

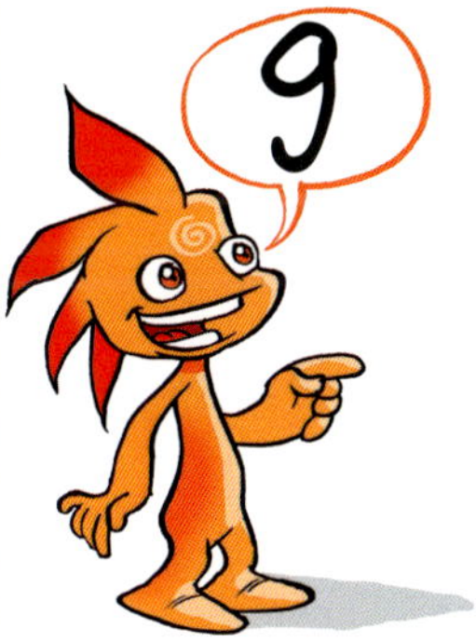

Problem 9:

»Warum hat gerade mein Kind ADS?«

Vielleicht haben Sie ja schon die vorigen Kapitel gelesen, dann wissen Sie bereits einiges zum Thema. Haben Sie etwas Grundlegendes falsch gemacht und sind schuld daran, dass gerade Ihr Kind ADS hat? Nein, ADS ist kein Erziehungsfehler, und Sie sind nicht schuld daran. (Atmen Sie jetzt mal ganz tief durch und sagen Sie sich diesen Satz gleich noch einmal. Das tut gut, oder?)

ADS ist kein Erziehungsfehler!

Diese Erkenntnis ist für viele Eltern bei uns in der ADS-Lernwerkstatt sehr wichtig, um aus der Burnout-Falle und Depressionsgefahr herauszukommen. Gerade Eltern von ADS-Kindern leisten erstaunlich viel in extrem kurzer Zeit, haben wenig Pausen, finden so gut wie keine Erholung, laufen ständig mit einem schlechten Gewissen herum und bekommen durch ihr Umfeld meistens mehr negatives Feedback als positives. Sie arbeiten viel, sie leisten oftmals mehr als andere, und trotzdem haben sie wenig Erfolg. Kommt Ihnen das bekannt vor?

Schluss damit! – Ziehen Sie sich diesen Schuh nicht jeden Tag wieder von neuem an.

Ihrem ADS-Kind geht es nicht viel anders. Es strengt sich an. Es möchte so sein wie die anderen, und es merkt, dass das nicht so einfach geht wie bei den anderen.

Grübeln Sie jetzt nicht über das, was vielleicht irgendwann gewesen ist, was Sie vielleicht irgendwann mal gemacht haben (auch Eltern dürfen Fehler machen), sondern sehen Sie nach vorne. Wichtig für Sie ist es jetzt, schöne Momente bewusst zu genießen und wieder mehr Spaß und Humor in den Alltag zu bringen.

Eine kleine Hilfe für das Miteinander: Gestehen Sie sich jeden Tag einige »Erziehungsfehler« zu und fühlen Sie sich dabei nicht schuldig.

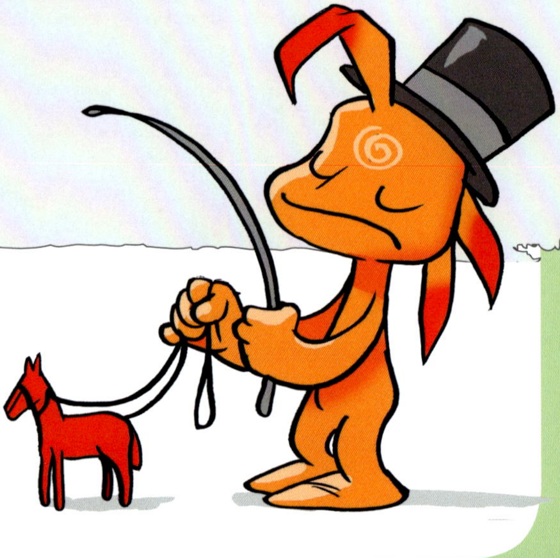

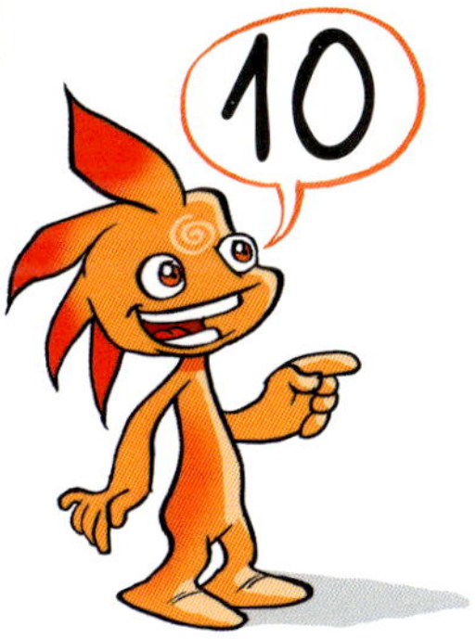

Problem 10: »Der Wutausbruch«

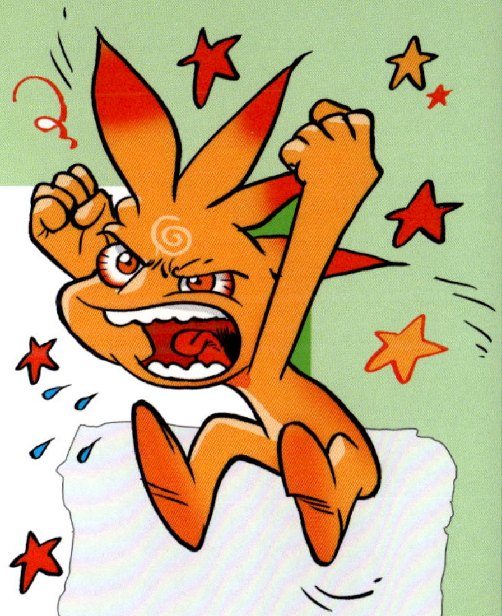

- Nehmen Sie es nicht persönlich!

Nehmen Sie es nicht persönlich, wenn Ihr Kind wieder einmal einen Tobsuchtsanfall hat. Meistens tut es ihm hinterher leid, dass es passiert ist.

Wut und Zorn erwachsen aus Ärger, Ärger über den anderen oder sich selbst. Kinder müssen erst lernen, ihre Gefühle richtig zu verarbeiten. Mit der sogenannten Trotzphase beginnt für sie der wichtige Lernprozess, auch Grenzen zu erfahren und anzuerkennen. Dies ist für ADSler ganz besonders schwierig.

Dass Kinder immer wieder ihre Grenzen austesten, ist völlig normal und auch notwendig. Geschicktes und konsequentes Handeln ist nun gefragt, doch vor allem sollten Sie versuchen, sich in die Welt Ihres Kindes einzufühlen. Wutanfälle können von hyperaktiven Kindern regelrecht Besitz ergreifen. Hinterher wissen sie oft nicht, wie das passieren konnte.

Abgesehen von dem eigenen guten Vorbild ist Ruhe und Gelassenheit immer noch die beste Reaktion. Außerdem gilt es, die Vorboten eines Wutanfalles zu erkennen und Strategien zu entwickeln, später auch in Zusammenarbeit mit Ihrem Kind, um den Ausbruch eines Wutanfalles möglichst zu vermeiden.

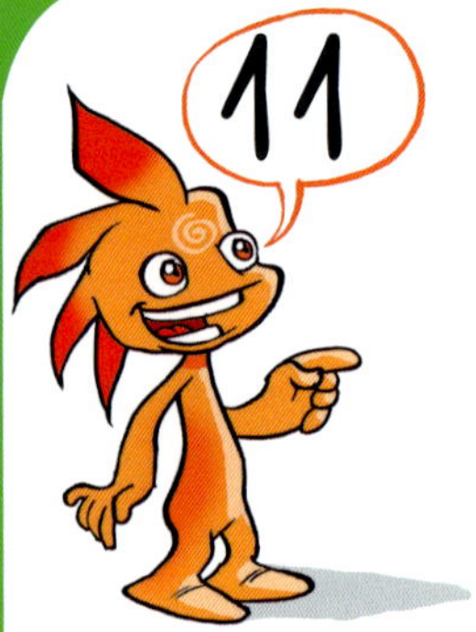

Problem 11:

»Jetzt hat mein Kind schon wieder was vergessen!«

■ Dazu gibt es die schöne Geschichte einer Mutter, die ich Ihnen erzählen möchte: »Meine Zunge hängt vom vielen Erinnern und Ermahnen ja manchmal schon morgens um halb acht in Fransen. Zu diesem Zeitpunkt verlässt mein Sohn nämlich das Haus. Für mich heißt das: Ufff! Geschafft! Er ist gut vorbereitet, hat Turnbeutel, Frühstück und Monatskarte dabei und hat tatsächlich auch immer öfter Kleidung an, die zum Wetter passt. Dann rennt er durch die Einfahrt mit seinen eigentümlichen kleinen Trippelschritten, und es ist jedesmal ein Wunder, dass er nicht über seine Füße stolpert. Dabei – selbst wenn er pünktlich ist – habe ich ihn noch nie langsam gehen sehen.

Tja, wenn ich dann schnell meinen Rundgang durchs Haus mache, Betten aufschütteln, aufräumen, Wäsche einsammeln usw., dann wird mir klar, dass die Hälfte aller Ermahnungen, die ich heute Morgen ausgesprochen hatte, ach, was sag ich, 80 Prozent, für die Katz waren! Der Boden und das Sofa in seinem Zimmer sind mit Kleidung bedeckt, ein abgestürztes Lego-Raumschiff liegt in tausend Teile zerschellt auf dem Schreibtisch und darunter: sein Vortrag für Musik, über Peter Fox!!! Ich überlege kurz, jaaaaa, heute ist Dienstag, und natürlich bräuchte er ihn jetzt in der Schule! Schluck! Sofort schießen mir mehrere Handlungsmöglichkeiten durch den Kopf. Hinterherfahren? In der Schule anrufen? ... Mitleid erfasst mein Mutterherz ...! Wie wird er vor dem Lehrer dastehen? Fällt ihm eine gute Ausrede ein? Wird der Lehrer glauben, dass er den Vortrag nur vergessen hat? Dann kommt langsam die Wut. So ein Schussel, immer das Gleiche! Drei Stunden habe ich ihm am Wochenende geholfen, und nun hat er ihn einfach vergessen. Wird sich das nie ändern? Ich entscheide mich, nichts zu tun. Ich hoffe auf die Wirkung des guten alten Sprichworts: ›Aus Fehlern wird man klug!‹ ... Innerlich steigt allerdings der Verdacht in mir auf, dass da der Wunsch der Vater des Gedankens ist.

Da ich zudem berufstätig bin und auch noch ein zweites Kind zu versorgen habe, habe ich Peter Fox bald vergessen. – Fast ein Uhr! Gleich wird er aus der Schule kommen. Ich lasse meine Arbeit im Büro liegen und gehe rauf in die Küche, um schnell noch ein Mittagessen für uns zwei zu zaubern. Tomatensalat und Rühreier mit Toast, Gott sei Dank ist er nicht anspruchsvoll! Beim Tomatenschneiden steigt wieder dieses ungute Gefühl in mir hoch. Der Vortrag!? Hat er am Ende eine Fünf bekommen, wegen nicht erbrachter Leistung? Das wär's ja wieder! Die ganze Motivation im Eimer! Ich höre ihn schon fluchen!

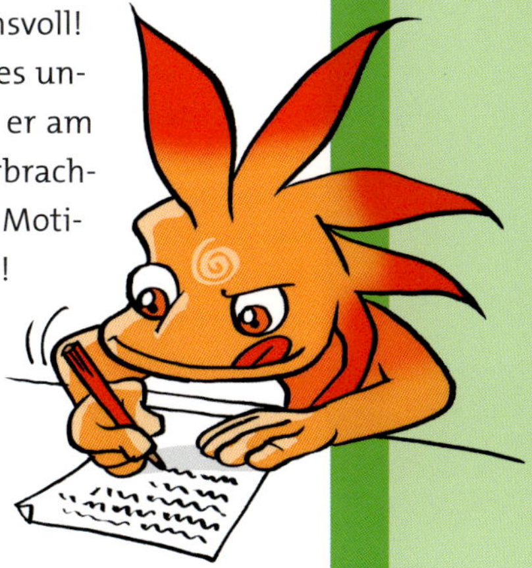

Just da werde ich aus meinen Gedanken gerissen. Er drückt sein Gesicht an die Terrassentürscheibe und schneidet Grimassen. Na, der schaut ja glücklich aus!

Meine Hoffnung steigt, er ist also gar nicht drangekommen. Ich öffne die Tür. ›Servus, Großer! Na, alles klar?‹ ›Hallo Mama!‹, kommt es fröhlich zurück. Eigentlich wollte ich warten, bis er von sich aus erzählt, aber ich halte es nicht mehr aus: ›Wie ist es eigentlich mit dem Vortrag in Musik gelaufen?‹ Es sprudelt nur so aus ihm heraus: Er habe sich immer gemeldet, der Lehrer hat ihn aber nicht drangenommen, das ist soooo ungerecht, die Lisa hat sich nicht gemeldet und die durfte ... Ich bin einigermaßen erstaunt und sprachlos! He??? Was redet er, freiwillig gemeldet? Das kann nur ein Scherz sein! Ich sage: ›Leo, komm doch mal bitte mit in dein Zimmer!‹ Wir gehen gemeinsam die Treppen rauf. Stufe für Stufe arbeitet sich in mir ein Lachen hoch. Als wir in seinem Zimmer sind, weise ich mit der Hand auf den Schreibtisch und sage: ›Guck mal, was da unter dem Lego-Schlachtfeld liegt!‹ Er schiebt mit einer großzügigen Armbewegung die Steine beiseite und nimmt die Hülle mit dem Vortrag in die Hand. Er schaut mir ins Gesicht. ›Häh?‹, entfährt es ihm. ›Welchen Vortrag hättest du denn gehalten, wenn du drangekommen wärst? Den wohl eher nicht?‹ ›Ups!‹

Ihr Kind macht es nicht mit Absicht!

Wir schauen uns an. Beide erleichtert, beide glücklich! Dann lachen wir gemeinsam herzhaft über die Komik der Situation und versuchen uns auszumalen, wie Leo wohl geschaut hätte, wenn er in der Schule drangekommen wäre und gemerkt hätte, dass er keinen Vortrag dabeihat. Der Tag ist gerettet! Und seinen Vortrag hat er nicht noch einmal vergessen. Eine gute Note gab es auch.

Das gute alte Sprichwort scheint doch zu stimmen: ›Aus Fehlern wird man klug.‹ Oder sollte man doch eher sagen: ›Aus unbestraften Fehlern wird man klug!‹?

Glück muss man haben! ... und so einen Sohn, dann ist jeder Tag ein Abenteuer!«

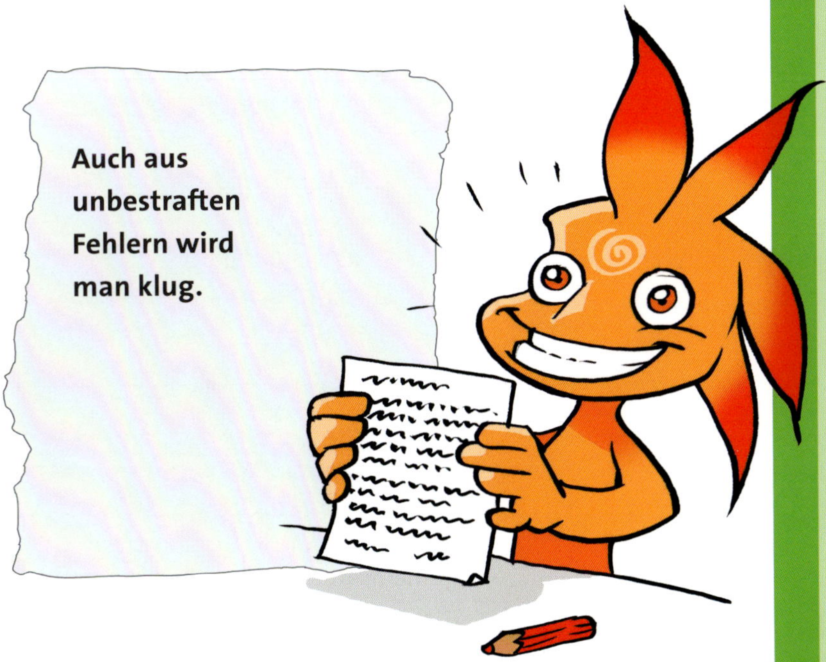

8. ADS – eine Gabe!?

■ Aus vielen Stellen in diesem Buch haben Sie schon ersehen können, dass ADS in vielen Bereichen als Gabe gesehen werden kann (gelbe Kästen). Es ist vor allem hoffnungsvoll für viele Familien und Betroffene, wenn sich Prominente bewusst und offen dazu bekennen – denn dann weiß man, dass man auch mit ADS seinen Weg machen kann. Oder gerade deswegen!

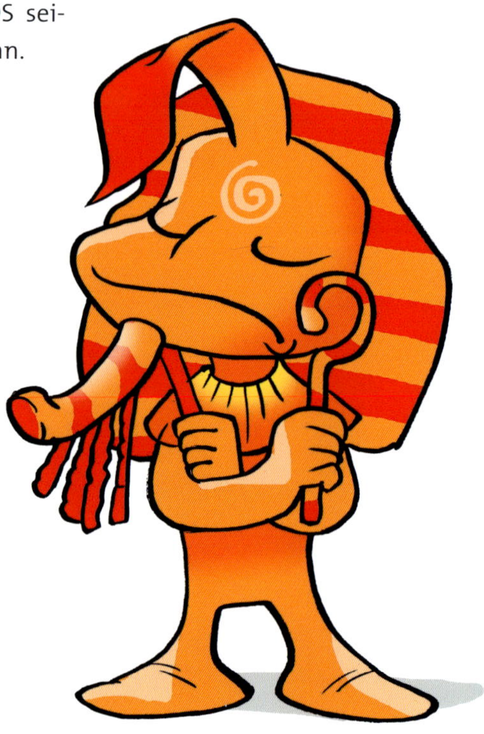

Michael Phelbs und das Geheimnis seines Erfolges

»... Phelps' Zielstrebigkeit ist offenbar auch das Geheimnis seines Erfolges. Sponsor ›Speedo‹ hat ihm eine Million Dollar versprochen, wenn er sieben Goldmedaillen erschwimmt und damit den Rekord von Mark Spitz bricht. Dafür reichte es in Athen zwar nicht, dennoch versteht es der Teenager, sich gekonnt zu vermarkten ...«

»... Michael Phelps ist nicht gemacht für das Leben an Land. Er war ein, wie man sagt, schwieriges Kind, litt am Aufmerksamkeitsdefizitsyndrom ADS und musste lange Zeit dagegen Medikamente schlucken. Es war eine unendliche Mühsal für Eltern und Lehrer, ihn durch die Schule zu schleusen. Selbstbewusstsein aus seinem Körper zu ziehen blieb ihm in den meisten Sportarten verwehrt. Er ist hyperflexibel in allen seinen Gelenken, weshalb seine Bewegungen auf eine groteske Art unkoordiniert wirken. Schon das Joggen bereitet ihm Probleme. Phelps läuft Gefahr, bei kleinsten Unebenheiten umzuknicken und seine Bänder zu schädigen. Doch im Wasser fügt sich eines zum anderen. Seine langen Arme und der lang gestreckte Oberkörper, der mit den erstaunlich kurzen Beinen gar nicht harmonieren will, werden im Becken zu seinen besten Waffen. Phelps verleiht seinen 1,93 m mit 88 kg eine Schnelligkeit, die ihn am 30. März 2001 über 200 m Schmetterling zum jüngsten Weltrekordler (1:54,92 Minuten) überhaupt machte. 15 Jahre und neun Monate war er damals alt. Inzwischen hat er 13 Weltrekorde aufgestellt.«

»Ich schwimme schon, seit ich sieben bin. Meine Schwestern und ich sind mit einem Pool aufgewachsen. Irgendwann merkte ich, ich bin schneller als die anderen«, so Phelps. (Quelle: Stern.de 25.08.2004)

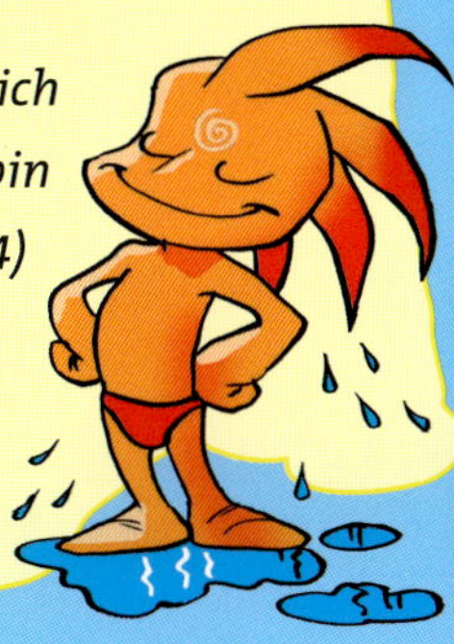

Was ist sein Erfolgsrezept?

Die Hyperfokussierung = seine Zielstrebigkeit
Die Motivation = Ruhm und Geld
Körperliche Voraussetzung = Hyperflexibilität des Körpers

Warum gibt es ein negatives Bild von ADS? Weil man Krankheiten immer als etwas Negatives sieht. Wer will denn schon gerne krank sein? Obwohl es als eine Krankheit bezeichnet wird, habe ich mich immer dagegen gewehrt, mich krank zu fühlen und andere als krank zu sehen. Außerdem werden heutzutage viel zu viele Kinder auf ADS – teilweise unprofessionell – diagnostiziert. Medikamente werden zu schnell verschrieben, was natürlich in der Öffentlichkeit den Anschein erregt, dass ADS eine Modeerscheinung ist. Dies wird man nicht mehr behaupten, wenn man sich mit ADS eingehend befasst hat und sich in die Erlebniswelt eines ADSlers einzufühlen vermag.

Lassen Sie uns nun zu den positiven Seiten von ADS kommen: ADSler sind Spezialisten und können zur Höchstform auflaufen, wenn sie ihre eigenen Stärken erkennen und auf den richtigen Weg bringen können.

ADS-Kinder von heute sind die Spezialisten von morgen!

■ Als unser Sohn ungefähr sechs Jahre alt war, haben wir sehr über ihn gestaunt. Jan hat damals schon Wissensbücher und Wissens-CDs regelrecht verschlungen. Als wir eines Tages in einem Freizeitpark waren und er sich mit meinem Mann wild in einem Karussell drehte, stellte mein Mann ihm folgende Frage: »Weißt du eigentlich, warum es dir schwindlig wird beim Karussellfahren?« »Na klar«, war seine Antwort. Und er erklärte ganz fachmännisch, warum und weshalb aus wissenschaftlicher Sicht das Schwindelgefühl entsteht. Unsere verdutzten Gesichter dazu kann man sich wohl vorstellen. Bis heute beschäftigt meinen Sohn das Thema Wissenschaft sehr, und ich bin überzeugt, dass er irgendwann seinen Weg in diesem Bereich machen wird, denn er hat, wie alle anderen ADS-Kinder, die Gabe der Hyperfokussierung.

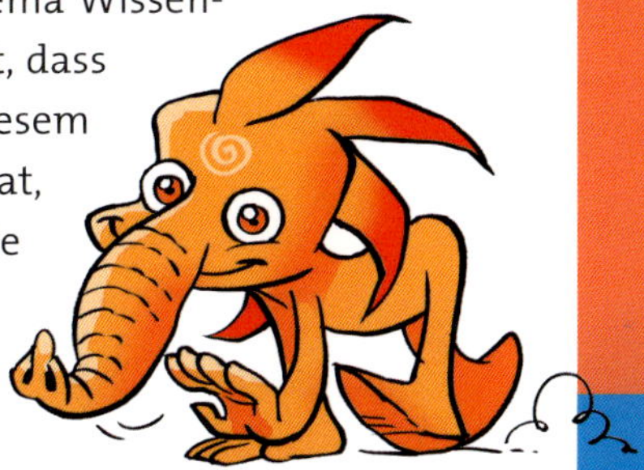

■ Oder schauen wir uns einfach mal um in Funk und Fernsehen. Mir würden auf Anhieb sehr viele Prominente einfallen, die zur Gruppe der ADSler passen und die unheimlichen Erfolg in ihrem Beruf haben. Allein bei den Comedians oder Moderatoren ... Auch im Sportbereich und in der Wissenschaft finden wir viele bekannte Größen, die durch die Gabe der Hyperfokussierung und ihr ADS überhaupt zu diesen Leistungen gekommen sind. Es wird auch behauptet, dass Einstein, Beethoven, Mozart und viele andere ebenfalls zur Gruppe der ADSler gehörten.

Hyperfokus

Der Hyperfokus oder das Hyperfokussieren ist eine spezielle Art der Konzentration, zu der ein Aufmerksamkeitsdefizit-Betroffener unter bestimmten Umständen fähig ist.

Während der Betroffene normalerweise starke Probleme hat, seine Konzentration ausdauernd bei einem Thema zu behalten, kann er, wenn er für etwas motiviert ist, im Gegensatz dazu eine extreme Konzentration für ein Thema aufbauen, die es ihm ermöglicht, sehr schnell das Thema zu durchdringen, auch am Rande erwähnte Details aufzunehmen und ohne Pause sehr lange intensiv das Thema zu bearbeiten.

(aus: Wikipedia, der freien Enzyklopädie)

Und genau das ist es, was man sehen sollte, nämlich die Stärken dieser Kinder und Erwachsenen. ADSler müssen lernen, ihre Stärken zu zeigen, und ihre Möglichkeiten finden, wie sie ihre Stärken gut einsetzen können.

- Zu den schönsten Momenten im Coaching mit den Kindern gehört es, wenn die Kinder erkennen, welche Stärken sie haben, und sich auch selbst loben können.

Einer der wichtigsten Leitsätze für eine erfolgreiche Arbeit mit ADSlern ist, dass der Betroffene nach einem Termin gestärkt und gut gelaunt herausgeht. Die Eigenmotivation ist somit der erste Schritt für den Start.

Denn nichts fällt einem ADSler schwerer, als den Anfang zu finden. Kinder in einem Alter von sieben bis zehn Jahren lassen sich dazu noch mehr anleiten als pubertierende kleine Rebellen. Und dabei wird es nie langweilig, Gott sei Dank.

Ich denke dabei an die Begegnung mit Michael. Er war damals 13 Jahre alt, voll in seiner Pubertät gefangen und wurde von seiner Mutter zu einem Coaching bei uns »gezwungen«. Die ersten zehn Minuten liefen äußerst demotivierend ab: Michael saß mit seiner Winterjacke vor mir in einem Raum, der ungefähr 24°C warm war, mit Mütze und einem Gesicht, welches man sich, denke ich, gut vorstellen kann. Ich sah ihn mir damals an und dachte so für mich: »Das wird spannend.« Also war mein erster Impuls, Michael einfach zu sagen, was ich sehe. »Du hast wohl keine große Lust, hier zu sein?« Die Antwort können Sie sich sicher vorstellen. Also zog ich alle meine Register, die man als Coach zur Verfügung hat. Ich erzählte Michael, was wir in der ADS-Lernwerkstatt machen. Da die Jungs in seinem Alter gerne mit dem Computer umgehen, habe ich gleich eine Übung am Computer mit ihm gemacht, die ihm sehr viel Spaß machte. Die Jacke und die

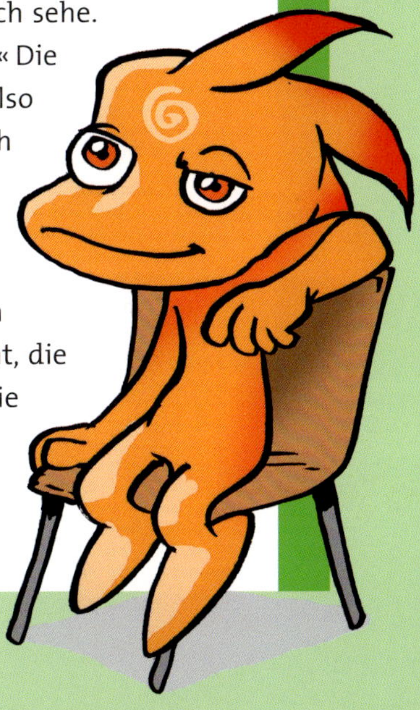

Mütze hatte er zwar immer noch an, aber er ging mit einem Lächeln auf dem Gesicht aus dieser Stunde wieder nach Hause. Michael kommt heute immer noch gerne zu uns. Irgendwann hatte er einen seiner Freunde mit dabei. Ganz stolz zeigte er dem Freund, was er hier bei uns macht. Es war schön zu beobachten, wie unter der Fassade der coolen Jungs der Wunsch nach Akzeptanz und Angenommensein offensichtlich war. Michael hat sich im Laufe des Trainings schulisch verbessern können und ist sich seiner Stärken bewusster geworden.

ADSler brauchen eine Strategie für ihren eigenen Mittelweg, um sich selbst aus den Gefühlsspitzen befreien zu können.

Und genau das zählt zu den Stärken bei ADS, nämlich dass man es doch immer wieder schaffen kann, wenn man will.

ADSler sind meistens auch sehr intelligente, manchmal sogar hochbegabte Menschen, wobei eine Hochbegabung meistens spezialisiert auf einem Gebiet stattfindet. Und wenn man sich das vorstellt, dann sieht man sehr schnell, dass ADS in Kombination mit Hochbegabung eine explosive Mischung sein kann.

Man könnte viel mehr in einem Bereich erreichen, aber Ablenkungen und Unkonzentriertheit erschweren immer wieder den Erfolg. Stellen Sie sich vor, Sie wüssten genau, was Sie erreichen könnten, aber Sie schaffen es nicht, weil viele Sie immer wieder zurückziehen. Wie würden Sie sich fühlen?

Finden Sie die Begabung Ihres Kindes und stärken Sie diese.

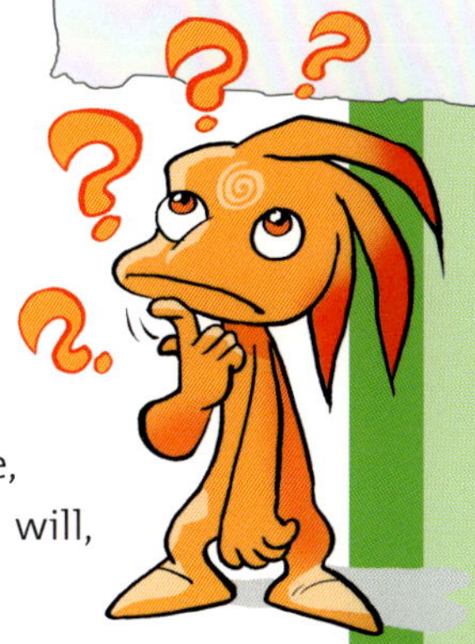

Man erlebt oft Kinder und auch Erwachsene, die genau diese Problematik haben und denen die Erfolgserlebnisse fehlen. Manchmal werden sie sogar für überfordert gehalten, aber genau das Gegenteil ist der Fall. Die Gabe, Höchstleistungen zu erreichen, wenn man will, muss wieder aktiviert werden.

Zutrauen schafft Vertrauen.

Das Allerwichtigste ist, dass der ADSler bereit ist, mitzuarbeiten, und dass er das Vertrauen und Zutrauen anderer Personen spürt. Die Kinder und auch Erwachsenen schaffen es, durch Zutrauen wieder selbst Verantwortung für ihre Aufgaben zu übernehmen. Natürlich brauchen sie eine Anleitung dafür und auch einen Plan, der ganz individuell angepasst werden muss. Denn ohne diesen Plan und diesen roten Faden läuft hier gar nichts. Wir müssen immer wieder davon ausgehen, dass das Problem nur dann entsteht, wenn es sich um eine Aufgabe handelt, die nicht unbedingt gerne gemacht wird. Oder wenn es darum geht, dass zur Erreichung der Höchstleistung auch Dinge gehören, die man nicht so gerne macht, die aber unbedingt gemacht werden müssen.

Das heißt jetzt nicht, dass wir das Kind oder den Erwachsenen erst einmal ganz allein die Verantwortung für Dinge übernehmen lassen, sondern dass wir einfach die Leinen etwas lockerer lassen. Zu starke Kontrolle führt zu Gegenwehr und Lüge, zu wenig Kontrolle führt zum Chaos.

Besonders für die Kinder ist es schwer, sich selbst für Erfolge zu loben. Sie sind es nicht gewohnt, mit Lob umzugehen. Dabei meine ich ehrliches Lob, also Lob, das genau beschreibt, was denn gerade gut gemacht wurde. Einfach nur ein »super« oder »toll«, das bringt nicht den nötigen Erfolg, denn die Kinder wissen oft gar nicht, warum sie dafür gelobt werden. Fragen Sie die Kinder auch immer, wenn sie eine Aufgabe geschafft haben, was daran jetzt besonders gut gemacht wurde. Am Anfang fällt es den Kindern unheimlich schwer, genau zu beschreiben was gut war, aber nach wenigen Stunden können sie sehr gut damit umgehen, und Sie verstärken den Erfolg.

Zwei Geschwister, die beide ADS haben, bringen ihre Sichtweise zur »Gabe« hervorragend auf den Punkt:

Hi,

ich bin Mariella und ich kann euch sagen, meine Begabung mit meinem ADS macht mir so schnell keiner nach. Ich bin hypoaktiv und eigentlich verträumt und langsam. Aber ich habe eine Gabe mit meinem ADS entwickelt, wo selbst die Ärzte mit dem Kopf schütteln und nicht wissen, wie ich es anstelle. Also, passt mal auf! So allein an einem leeren Schreibtisch, nur das Nötigste obenauf, pack ich gar nicht, da macht sich die pure Langeweile bei mir breit, und konzentrieren kann ich mich auch nicht mehr. Meine Mum hat deshalb schon Tobsuchtsanfälle gekriegt, weil IHR ja im ADS-Elterntraining beigebracht wurde: So wenig wie möglich Ablenkung fürs Kind. Ach komm! Pustekuchen, wenn ich nix hab, wo ich hinhören kann, wenn es totenstill ist im Zimmer, schlaf ich auf meinem Schreibtisch ein. Ehrlich.

He! Nicht lachen, ist alles schon vorgekommen, und könnt ihr euch den Ärger vorstellen, den ich bekommen habe, als meine Mum mich erwischte? So, nun zu meiner ADS-Gabe. Ich brauche natürlich immer etwas länger, bis ich dann eeeeeeendlich anfange, allerdings bin ich mit meiner Begabung umso schneller fertig. Ich höre iPod, während ich mich auf meine Aufgaben (momentan lerne ich für meine Abschlussprüfung) konzentriere. Ich kann mich umso besser und länger konzentrieren, wenn ich im Hintergrund Musik höre, und meistens lasse ich dann den Fernseher auch noch ohne Ton laufen, das Auge muss ja was zum Schauen haben, oder? Das soll mir mal ein Normalo nachmachen.

(Mariella G.)

Das Elefantenhirn

Servus, ich bin Luca und der kleinere Bruder von Mariella. Ja, ja, das stimmt schon, wenn sie lernt, dröhnt es im ganzen Haus. Ich bin ja der hyperaktive Teil in meiner Familie und werde von meinen Freunden nur das Elefantenhirn genannt. Das müsst ihr euch so vorstellen: Wir, meine Freunde und ich, gehören einer Peer Group an, nee, nicht was ihr denkt, wir sind schon o.k. Also, wenn wir ein Meeting haben, könnt ihr euch ja vorstellen, über was wir alles reden. Na klar, Fussi und Mädchen.

Wir verabreden uns, schmieden Termine, gehen shoppen oder während der Pausen kurz mal nen kleinen Snack kaufen bei Edeka. Das heißt, jeder leiht jedem Geld, und zum Schluss weiß keiner mehr, wer wie viel von wem bekommt. Und jetzt zu meiner ADS-Gabe.

*Da ich oft Schwierigkeiten habe, mir alle wichtigen Dinge zu merken (weil es zu viele sind ***grins*** oder für mich nicht wichtig!), merke ich mir auch im größten Gewusel alle Nebensächlichkeiten, wie zum Beispiel, wer wem was geliehen hat. Am Zahltag, also immer am Monatsanfang, sagen meine Friends: »Hey Luc, du Elefantenhirn, wer muss was zahlen??« So, und nun grabe ich ein bisschen in meinem Unwichtig-Speicher und hole die Beträge hervor. Oder ich merke mir Gesprächsfetzen, an die sich später die anderen nur vage erinnern können. Es ist gut, so zu sein wie ich bin, denn auf Grund meiner Art werden die unwichtigen Dinge dann wieder wichtig und ich weiß sie dann, wenn alle anderen sie längst vergessen haben.*

(Luca G.)

Lassen Sie uns dazu im nächsten Kapitel einige Fallbeispiele aus unserer Praxis anschauen, die noch stärker bewusst machen, dass ADS als Gabe gesehen werden kann und dass es auch Erwachsene gibt, die viel später ihre Begabung finden können.

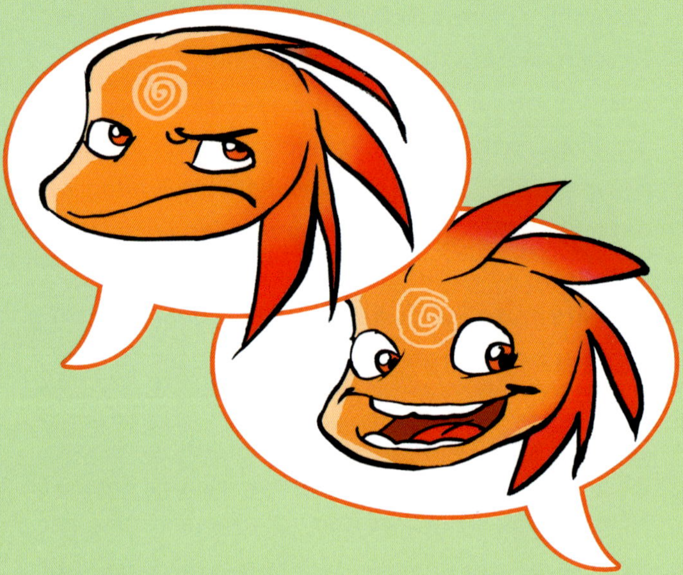

9. Fallbeispiele

Fall 1

Herr A., 43 Jahre, kommt mit einem Paket voller Leidensdruck in die Praxis. Schon das Ausmachen des ersten Termins war für ihn ein großes organisatorisches Problem. Er sitzt vor mir und erzählt von seinem Leben. Vor einem Jahr hat er erfahren, dass er ADS hat und dass er sehr darunter leidet. Vieles in seinem Leben läuft nicht so, wie er es sich vorstellt. Er hat studiert, ist selbstständig und leitet eine Firma mit vier Mitarbeitern. Eine Diagnose hat er bis jetzt noch nicht machen lassen, aber er geht nach dem, was er über ADS gelesen hat, davon aus, dass er zu dieser Gruppe zählt. Auf dem Sofa sitzend, erzählt er sehr viel Negatives aus seinem Leben, und ich sehe, wie sich seine Gedanken permanent um negative Gefühle und Situationen drehen. Typischer Teufelskreis!

Sein größtes Problem ist es, im Unternehmen Anweisungen so klar zu formulieren, dass die von den Mitarbeitern auch umgesetzt werden können. Außerdem schafft er es meistens nicht, ohne Druck unangenehme Dinge zu erledigen. Was zur Folge hat, dass viele unangenehme Aufgaben wie ein großer Berg vor ihm liegen. Er weiß mittlerweile nicht mehr, wie er einen Anfang finden kann. Auch hat er ein Problem im Bereich Beziehungen, er möchte wieder eine intakte und gut funktionierende Beziehung haben. Starke Stimmungsschwankungen machen ihm sehr zu schaffen, und er fühlt sich unsicher, auch unfähig, seinen Alltag zu bewältigen.

Eine meiner ersten Fragen ist, was er vom Coaching erwartet und was passieren müsste, damit er merkt, dass es sich rentiert. Herr A. antwortet, dass es für ihn schon ein Erfolgserlebnis wäre, Möglichkeiten zu finden, wie er am besten den Anfang für die Erledigung unangenehmer Dinge schafft. Außerdem hat er das Gefühl, dass er sich selbst manchmal im Weg steht. Dafür möchte er ebenfalls Hilfe bekommen.

Ich sage ihm, dass wir zwei Möglichkeiten haben. Zum einen könnten wir uns seine inneren Antreiber oder auch Stressoren anschauen, um zu sehen, ob es einen gibt, der ihn zu sehr blockiert. Zum anderen könnten wir uns auch ganz pragmatisch anschauen, welche Schritte er unternehmen könnte, um unangenehme Dinge in Angriff zu nehmen. Herr A. entscheidet sich für die erste Variante, den Antreibertest.

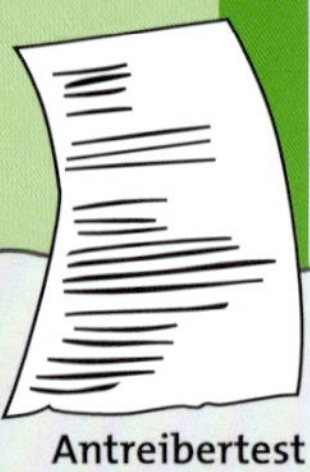

Antreibertest mit Lösung siehe Kap. 10: Materialien

Dieser Test zeigt sehr schnell, wie unsere Antreiber funktionieren und in welchem Verhältnis sie unsere Entscheidungen beeinflussen. Das Antreiber-Modell ist Bestandteil der Transaktionsanalyse (vgl.: Stewart, Joines: Die Transaktionsanalyse). Es handelt sich um elterliche Forderungen (Eltern-Gebote), die Absolutheitsanspruch haben, also nicht angezweifelt werden dürfen. Sie geben Sicherheit und Orientierung. Mit dem Erwachsenwerden sollten diese Forderungen überprüft und aufgelöst werden, falls sie einen geheimen Zwang ausüben und ein selbstbestimmtes Leben behindern. Folgende Antreiber sind am geläufigsten:

1. Mach es allen recht!

Wenn dieser Antreiber sehr stark ausgeprägt ist, bedeutet das meistens, dass man sich immer mehr um die Meinung oder das Wohl der anderen kümmert, ohne dabei seine eigenen Bedürfnisse im Blick zu haben. Diese Menschen würden wir auch als harmoniesüchtig bezeichnen. Lieber eine Meinung, die ihnen nicht gefällt, bejahen, als sich auf einen Streit einzulassen. Sie wollen freundlich und beliebt sein und würden alles tun, um ihrem Gegenüber zu beweisen, dass man sie mögen muss. Leider werden diejenigen, bei denen dieser Antreiber sehr stark ausgeprägt ist, oft von anderen Personen ausgenutzt und wenig respektiert.

ERLAUBER

Seien Sie ruhig weiter für andere da, denn das macht auch Ihre Persönlichkeit aus, aber nehmen Sie Ihre eigenen Bedürfnisse wieder ernst. Trauen Sie sich jeden Tag einmal, Ihre Meinung gegen eine andere Meinung zu vertreten. Bleiben Sie dabei standfest.

ERLAUBER

Sagen Sie auch jeden Tag einmal bewusst »NEIN« und bleiben Sie ohne Reue dabei.

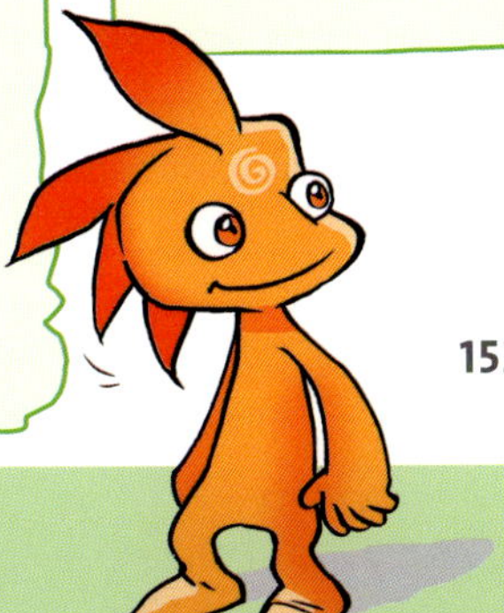

2. Sei stark!

Besonders das männliche Geschlecht kennt diesen Antreiber sehr gut. Nur nicht weinen, keine Schwäche zeigen, schneller, weiter, höher. Nach dieser Devise leben aber nicht nur Männer, sondern auch viele Frauen. Besonders bei Familien mit Kindern, die ADS haben, habe ich diesen Stressor oder auch Antreiber oft bei den Müttern erlebt. (Auch ich selbst habe diesen Stressor lange Zeit zu stark zu Wort kommen lassen.) Kurzum, man will sich keine Blöße geben und möchte keine Hilfe annehmen. Man erkennt diese Menschen häufig schon an einer sehr starren Mimik, die wie eine Maske die Gefühlswelt der Person vor der Außenwelt verbirgt (und schützt).

ERLAUBER

Nehmen Sie jeden Tag einmal bewusst Hilfe an und genießen Sie es.

3. Sei perfekt!

Perfekt sein, alles schaffen, der Haushalt tipptopp, die Kinder ordentlich und gut in der Schule, Beruf und Familie perfekt unter einen Hut bringen. Dieser Antreiber fordert den Perfektionismus ein. Glaubenssätze dazu könnten sein: »Ich bin nicht gut genug« oder »Du kannst es besser«. Diese Glaubenssätze blockieren und verhindern sehr oft, dass man mit einem Ergebnis zufrieden sein kann. Auch empfinden Personen, die diesen Antreiber haben, wenig Toleranz und Akzeptanz für die Fehler anderer Menschen. Leistung ist hier gefragt und wird honoriert.

ERLAUBER

Lassen Sie jeden Tag etwas liegen, räumen Sie es nicht auf.

4. Mach schnell!

Schnell zu sein ist die Devise. Diejenigen, welche diesen Stressor sehr stark ausgeprägt haben, erledigen oft viele Dinge gleichzeitig. Wir nennen das heute auch Multitasking. Sie versuchen, vieles schnell zu erledigen. Bei diesem Antreiber kommt es schnell zu dem Glaubenssatz: »Bloß keine Zeit verlieren.«

ERLAUBER

Ich darf mir auch mal Zeit nehmen. Manches braucht eben länger und geht nicht sofort.

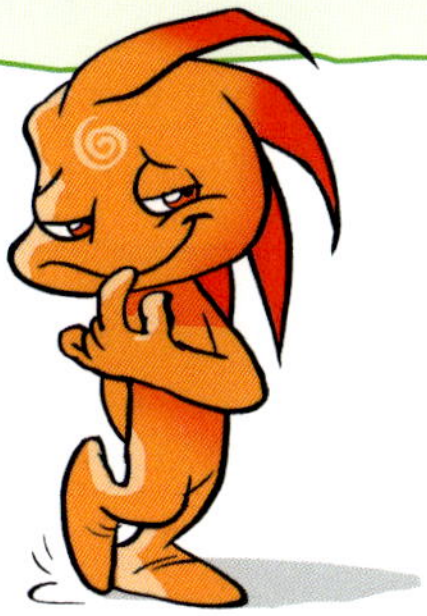

5. Streng Dich an!

Diejenigen von uns, die diesen Antreiber sehr stark ausgeprägt haben, messen den Erfolg an harter Arbeit, Leistung und Fleiß. Arbeit ist nur dann Arbeit, wenn sie hart und anstrengend ist. Alles andere zählt nicht als Arbeit. Ein Tag, an dem man nicht hart gearbeitet hat, war kein Arbeitstag. Aufgaben, die leicht und spielerisch erledigt werden, sind keine richtigen Aufgaben. Diese Menschen setzen sich sehr oft auch als Ziel, früher mit dem Arbeiten aufzuhören und sich dafür von Anfang an richtig anzustrengen. Denn nur wenn man sich lange genug angestrengt hat, hat man es auch verdient, sich auszuruhen.

ERLAUBER

Manchmal darf ich auch mit 80 Prozent zufrieden sein.

Wie ging es mit unserem Herrn A. also weiter? Sehr ehrlich beantwortet er die Fragen, und wir kommen zu dem Ergebnis, dass besonders die Antreiber »sei perfekt« und »streng dich an« ausgeprägt sind.

Er erzählte mir von Situationen in seinem Leben, in welchen es – wie er jetzt erkannt hat – diese Antreiber gab. Auch erzählte er mir von Erlebnissen aus seiner Kindheit, die ihn sehr stark geprägt haben.

Ist erst einmal das Problem benannt, wissen wir auch, dass unser Coachee der Experte seines Problems ist. Das heißt für uns als Coaches, dass wir uns nicht weiter um das Problem kümmern müssen, sondern lediglich um die Navigation zur Lösung.

Also galt es für Herrn A., die passenden Erlauber zu finden. Diese Erlauber sind Klärungen der alten Glaubenssätze. Wichtig dabei ist, dass der Erlauber, also die Umkehrung des Glaubenssatzes, nicht vom Coach gestaltet wird, sondern dass der Coachee diesen für sich findet. Auch ist es wichtig, dass wir nicht immer davon ausgehen, sofort die Lösung für das Problem zu finden, sondern einen Prozess beginnen, der dem Coachee guttut und dabei hilft, besser zurechtzukommen.

Genau das ist entscheidend, nämlich aus diesem Teufelskreis der Stressoren bewusst herauszukommen, indem man sich mit dem Erlauber ein imaginäres Stoppschild vorhalten kann. Die ADSler brauchen solche Bilder, weil sie ja sowieso oftmals stark visuell orientiert sind. Immer wenn Herr A. nun wieder einmal merkt, dass sich der Stressor mit seinem alten Glaubenssatz gerade anmeldet, holt er den Erlauber bewusst hervor und ändert damit den Blickwinkel auf die Situation. Aus einer negativen Spirale des Teufelskreises kann endlich eine positive Spirale entstehen.

Wichtig dabei ist, dass der Coachee sich bewusst ist: Diese Technik muss immer wieder geübt werden. Ich erkläre das im Coaching meistens folgendermaßen:

Stellen Sie sich vor, Sie haben in bestimmten Situationen einen großen Berg an Verhaltensweisen vor sich. Jedes Mal, wenn Sie sich genau so verhalten wie immer, wird dieser Berg ein kleines Stückchen größer. Wenn Sie anfangen, ein Verhalten zu ändern, bauen Sie nach und nach ein Stückchen des großen Berges ab und können aus den Steinen des Berges nach und nach ein wunderschönes Haus bauen. Das geht natürlich nicht von heute auf morgen. Es muss in jeder Situation immer und immer wieder geübt werden. Und es ist auch in Ordnung, wenn es immer wieder Situationen gibt, in welchen es nicht funktioniert. Denn dann hätten Sie genau zwei Möglichkeiten: Entweder Sie ärgern sich darüber, oder Sie akzeptieren es und machen es beim nächsten Mal anders. Mit dieser Einstellung werden Sie mit Sicherheit früher oder später Ihr Verhalten und somit Ihren Glaubenssatz verändern.

Situationen, in denen wir ein starkes negatives Gefühl einsetzen, werden mächtiger. Aus Hass kommt Hass zurück, aus Wut kommt Wut zurück, aus Angst kommt Angst zurück. Sie haben es in der Hand.

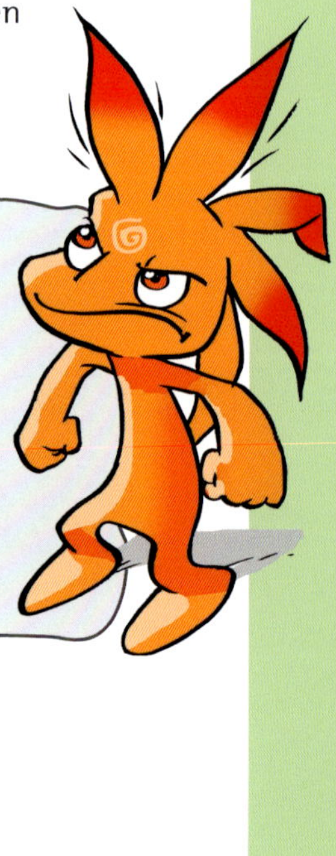

Allein das Wissen von dieser Möglichkeit ist für viele ADSler sehr hilfreich, denn sie lernen, alte Verhaltensmuster zu akzeptieren. Erst wenn der Coachee sich nicht mehr dagegen wehrt und sich nicht selbst unter Druck setzt, sondern akzeptiert, dann ist er auch frei für ein neues Verhaltensmuster. Ganz automatisch wird nach und nach der große Berg immer kleiner und kleiner und das Haus immer schöner und größer.

Herr A. schob bisher immer unangenehme Aufgaben vor sich her – so lange, bis die Aufgabe größer und größer geworden war, wie ein Schneeball, den man durch den Schnee rollt. Irgendwann ist dieser Schneeball so groß geworden, dass er von allein losrollt und etwas später wie eine Lawine alles plattmacht. So fühlte sich Herr. A bis jetzt. Nach drei Stunden Coaching ging Herr A. mit folgenden Erkenntnissen:

1. Teile große Aufgaben in kleine Aufgaben, damit du dir in einem möglichst überschaubaren Zeitraum jeden Tag ein Stück vornehmen kannst. Jeden Tag kommt man ein bisschen weiter, und dieses gute Gefühl verstärkt automatisch nach einer gewissen Zeit die Bereitschaft, auch unangenehme Dinge in Angriff zu nehmen.

2. Immer wenn ich meinen Antreiber »sei perfekt« erkenne, wehre ich mich nicht dagegen, sondern akzeptiere ihn und gebe ihm einen Erlauber als Partner dazu. Dieser Erlauber heißt: »Mut zur Lücke.«

3. Bevor ich mich mit unangenehmen Aufgaben beschäftige, gestalte ich den Anfang so angenehm wie möglich. Dabei nehme ich mir eine schöne Tasse Kaffee, höre meine Lieblingsmusik und plane mir diese Zeit bewusst ein. Ich versuche, alle möglichen Störungen, wie zum Beispiel Telefonanrufe, Anfragen oder auch Besuche, im Vorfeld abzustellen. Ich grenze mich bewusst vollkommen von allen Störungen und Ablenkungen ab.

4. Wenn ich es heute geschafft habe, den Anfang zu finden und an meiner unangenehmen Aufgabe weitergearbeitet habe, gönne ich mir eine Belohnung und lobe mich selbst für diesen Fortschritt.

Mit diesen Vorsätzen ging Herr A. gut gelaunt und voll motiviert nach Hause. Wir haben auch noch eine weitere Abmachung miteinander getroffen. Er wollte am nächsten Tag damit beginnen, den ersten Schritt zu machen. Wir vereinbarten, dass ich ihm zu einem gewissen Zeitpunkt eine SMS schicke und ihn daran erinnere. Dies war nötig, damit er seinen inneren Schweinehund für den ersten Schritt überwinden konnte. Denn wenn er erst einmal merkt, dass es funktioniert, wird es für den zweiten und dritten Schritt viel leichter. Er wird dann meine Hilfe als Coach nicht mehr benötigen. Er hat seine Lösung selbstverantwortlich in die Hand genommen.

Herr A. hat also im Coaching gelernt, dass sein Verhalten durch die Umkehrung von Glaubenssätzen und durch das lösungsorientierte Arbeiten veränderbar ist. Er hat

Merke:

Der Coach verabschiedet sich dann, wenn der Coachee seine Lösung für sich gefunden hat und er bewusst gelernt hat, mit dieser Lösung zu arbeiten. Wichtig dabei ist, dass nach einer Begleitung der ersten Schritte, die erfolgreich verlaufen sind, die weiteren Schritte allein getätigt werden.

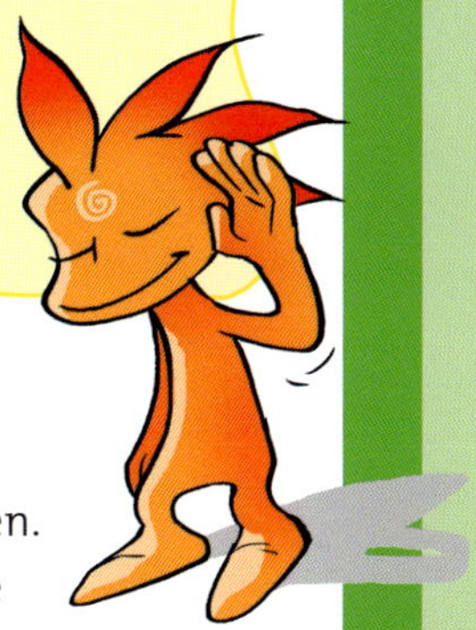

erfolgreich seinen Teufelskreislauf durchbrochen. Er hat auch gelernt zu akzeptieren, dass ihn die starken Stimmungsschwankungen, die ein ADS-ler eben hat, außer Gefecht setzen können. Durch die Akzeptanz und Strategien für den Mittelweg kann er wieder in den »Flow« kommen.

Einige Zeit nach dem Coaching hat Herr A. berichtet, dass es jetzt viel besser im Unternehmen funktioniert. Er hat gelernt, seine Gabe, nämlich die Fokussierung auf eine bestimmte Aufgabe, bewusst einzusetzen. Heute ist Herr A. ein noch erfolgreicherer Unternehmer als zuvor.

■ Bevor ich nun zum zweiten Fall komme, lassen Sie mich von meiner Tochter Alina erzählen. Auf der Suche nach Aussagen zum Thema dieses Buches fragte ich sie eines Tages, als wir auf dem Sofa kuschelten: »ADS – eine Gabe!?«, was meinst du, Alina?

Und sie erzählte spontan und unbekümmert, dass sie es toll findet, wie spezialisiert oder konzentriert ADSler bei gewissen Beschäftigungen sind. Auch hat sie das Gefühl, dass ihr Bruder zum Beispiel beim Kochen – was ihm Gott sei Dank viel Spaß macht (denn das hat echte Vorteile für eine berufstätige Mutter) – auch oft den Mut hat, Neues und Kreatives auszuprobieren. Na ja, manchmal ist er schon etwas sehr kreativ, und man würde es dann eher in die Kategorie »Lieber ansehen statt essen« einteilen. Dennoch findet sie es toll, dass er in diesem Moment sehr konzentriert und spezialisiert arbeitet und dafür auch gerne Verantwortung übernimmt. Sie sagt, sie hat das Gefühl, dass er in diesen Momenten schneller erwachsen wird.

ADSler spezialisieren sich und haben den Mut, ihre Kreativität auszuleben.

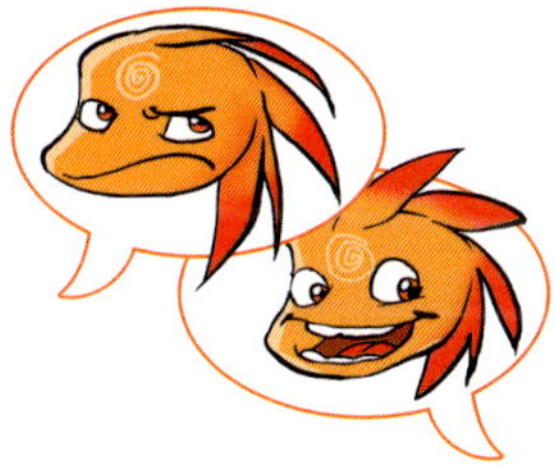

Fall 2

Marcel, neun Jahre alt, ist ein hyperaktiver ADSler, wie er im Buche steht. Als er sich bei mir zum ersten Mal vorstellte, hatte ich sofort das Gefühl, dass er zu den glücklichen ADSlern zählt, die sich nicht als krank einstufen oder als krank gesehen werden. Er ist sehr sportlich, immer auf Achse, sehr sensibel und geht in seiner Rolle als großer Bruder sehr gut auf. Marcel ist sehr optimistisch und will lernen, wie er es schaffen kann, sich besser im Unterricht zu konzentrieren. Durch seine Energie und Power hat er es geschafft, in seinem Sportverein einer der Besten zu sein. Allerdings erzählt mir die Mutter, dass er im Training immer schnell an seine Grenzen kommt, weil er unkonzentriert und schnell ablenkbar ist. Dabei entgehen ihm immer wieder Chancen, weitere Punkte für seine Mannschaft zu ergattern.

Seine Mutter hat es bis jetzt geschafft, ihn intuitiv in seinen Stärken zu fördern und seine Schwächen zu akzeptieren. Also versuchen wir nach unserer ersten Stunde, ganz gezielt an seinem Ziel »sich besser zu konzentrieren« weiterzuarbeiten. Zu allererst bauen wir uns einen Konzentrationsregler, und Marcel stellt dabei fest, dass er gar nicht weiß, wie es sich anfühlt, konzentriert zu sein. Wir machen dazu einige Übungen mit Hilfe des Biofeedbacks. Das ist eine spezielle Methode, welche Konzentration und Entspannung visualisiert.

Ein weiteres Problem hat er in der Feinmotorik, deshalb gibt er, wie die meisten ADSler, zu schnell auf oder fängt gar nicht erst an, wenn es um feinmotorische Aufgaben wie Schreiben, Basteln etc. geht. Und genau da setzte ich mit den ersten Übungen an, um seine Eigenmotivation zu entfachen.

Er baut sich mit meiner Begleitung einen Konzentrationsregler. Damit haben wir zum einen ein Erfolgserlebnis durch feinmotorisches Arbeiten erlangt, und zum anderen kann er damit nach der »Justierung« selbst feststellen, wie es sich anfühlt, konzentriert zu sein.

Nachdem wir den Konzentrationsregler gebaut haben, der verschiedene Konzentrationsstufen schön visualisiert, haben wir mit unserer Konzentrationsarbeit angefangen. Wir haben besprochen, wie er denn selbst merkt, dass er gerade die eine oder andere Konzentrationsstufe erlangt hat, und haben dann nach Situationen gesucht, in denen er die eine oder andere Konzentrationsstufe braucht.

Wenn er zum Beispiel abends im Bett liegt und noch eine Kassette hört, benötigt er nur die Stufe zwei. Wenn er in der Schule sitzt und dem Lehrer zuhören soll, weil der gerade etwas Wichtiges erklärt, braucht er die Stufe sechs. Wenn er in der Schule sitzt und gerade mal nicht so konzentriert sein muss (und somit sind wir wieder beim Thema »Mut zur Lücke«), dann darf der Regler auch schon mal auf Stufe fünf oder 4,5 sein.

Ziel ist es ist, dass Marcel lernt, bewusst die Konzentration ein- und ausschalten zu können, wann immer er sie braucht. Die Visualisierung unterstützt ihn dabei.

Konzentrationsregler siehe Kap. 10: Materialien

Konzentration ist Übungssache. Menschen ohne ADS können dies oftmals über einen längeren Zeitraum bei den Dingen, die sie nicht so interessieren, trotzdem gut schaffen. Wenn man ADS hat, muss man zuerst lernen, die Konzentration bewusst wahrzunehmen. Außerdem kann und sollte man auch mit ADS lernen, den Knopf ein- und auszuschalten und den Regler bewusst zu steuern. Stellen Sie sich das wie im Leistungssport vor: Der Sprinter darf am Start an nichts anderes mehr denken als an die nächsten Sekunden. Er braucht eine absolute Konzentration auf höchster Stufe.

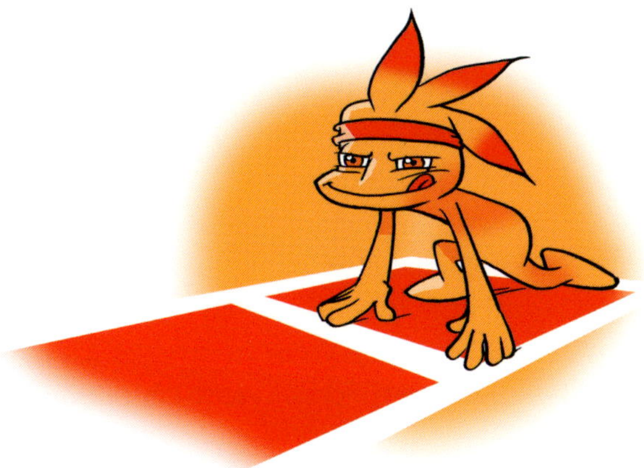

Man muss Chef seiner Konzentration werden, denn nur dann schafft man es, dass sich die Gedanken nicht willkürlich auf Wanderschaft begeben. Besonders wichtig ist es dabei, zu trainieren, wann und wie lange man die Konzentration für die jeweiligen Situationen benötigt. Dazu fängt man in kleinen Schritten mit kleinen Zeiteinheiten an und steigert diese von Tag zu Tag. Dadurch entsteht eine Automatisierung der Konzentrationsfähigkeit.

Marcel hat also zu allererst in unserem Biofeedback sehr schön sehen können, wann er konzentriert war und bei welchen Situationen er aus der Konzentration herausgegangen ist.

In dem Biofeedback, das den Kindern riesigen Spaß macht, sehen die Kinder, wie zum Beispiel eine Figur oder ein Zeichen sich durch Konzentration dem Ziel nähert. Fast wie durch Zauberhand bewegt sich auf einmal ein Symbol, nur durch die Kraft der Konzentration.

Marcel schafft am Anfang schon kurze Einheiten von zwei Minuten, in welchen er ein paar Sekunden in eine konzentrierte Phase kommen kann. Ich frage ihn danach, woran er merkt, dass er in diesem Moment konzentriert war. Er antwortet mir Folgendes: »Ich habe gemerkt, dass ich in diesem Moment an nichts anderes als an dieses Ziel gedacht habe. Dabei ist es mir besonders leichtgefallen, immer das Ziel ins Visier zu nehmen. Ich weiß also jetzt, dass ich konzentriert bin, wenn ich gedanklich eins werde mit dem Ziel.«

Verblüfft und sehr beeindruckt von seiner Antwort, die ganz genau beschreibt, was Konzentration ist, habe ich eine weitere Übung gemacht. Dabei sollte er möglichst viele bewegliche Symbole anklicken, die sich dann verändern und, wenn sie das zweite Mal angeklickt werden, verschwinden. In dem Moment, in dem kein Symbol mehr zu sehen ist, hat er dieses Spiel oder auch Level gewonnen. Ich wusste, dass er sich besser konzentrieren kann, wenn er längere Zeit auf ein starres Ziel schaut. Das Thema Bewegung lenkt ihn noch stark ab. Also ist es wichtig, Konzentration bei bewegten Abläufen zu üben.

Schauen wir uns aber mal den Alltagstransfer dieser Übung an. Genau das ist in unserer Arbeit so wichtig. Die Kinder lernen durch theoretische Übungen, das Geübte in der Praxis, also in den Situationen, in denen es darauf ankommt, umzusetzen.

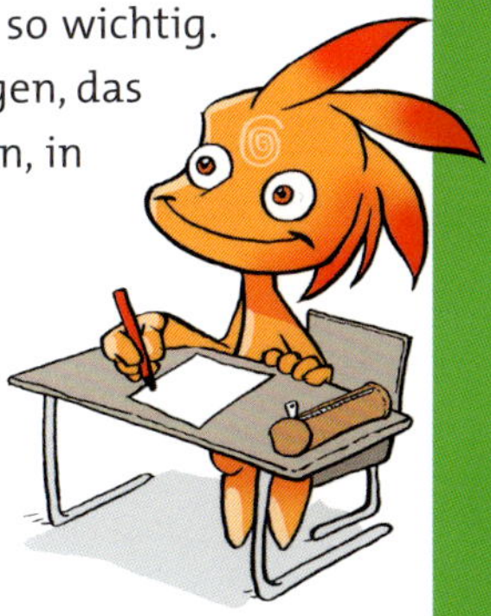

In der Schule sitzt Marcel mit weiteren 26 Schülern in einer Klasse. Dass es dort nicht ruhig und unbewegt ist, können wir uns alle wohl gut vorstellen. Marcel ist also immer wieder durch die Bewegungen, die in einer Schulklasse normal sind, stark abgelenkt und kann sich auf das Ziel – den Lehrer – nicht gut genug konzentrieren. Am Anfang fiel es Marcel noch sehr schwer, sich die benötigten fünf Minuten lang auf dieses Spiel zu konzentrieren. Aber: Übung macht den Meister. Das Schöne an diesem Spiel ist, dass Marcel sehr motiviert ist mitzumachen, weil er merkt, wie er nach jedem Spiel besser in seiner Konzentration wird.

In einer unserer nächsten Stunden habe ich versucht, Marcel besonders zum Thema Feinmotorik zu motivieren. Bis dato hatte er mit Geduldspielen und Spielmaterialien, die ein feines Bearbeiten benötigen, entweder gar nicht erst angefangen oder sie nicht zu Ende gebracht. Ich legte also an diesem Tag, bevor er zu mir in die Stunde kam, verschiedene Materialien, wie zum Beispiel Kratzbilder, Malen nach Zahlen, Mini-Steck usw. scheinbar zufällig in die Nähe unseres Arbeitstisches.

Wie zu erwarten war, fiel sein erster Blick auf die Materialien und begeistert über die Motive, fragte er mich, was denn das sei. Sein Blick fiel auf die Kratzbilder, die er zu diesem Zeitpunkt offenbar noch nicht kannte. Vor allem faszinierten ihn das kleine Messer, klar, wie die meisten Jungs, und die schwarze Oberfläche, die durch ein leichtes Kratzen silbern wurde, wodurch sich nach und nach ein Bild herausarbeitete. Dabei hat er sehr schnell gemerkt, dass es wichtig ist, nicht zu stark und auch nicht zu leicht mit dem Messer aufzudrücken, damit das Bild, das leicht vorgezeichnet ist, langsam durch kontinuierliches Arbeiten zum Vorschein kommen kann.

Er wollte sofort damit loslegen, stellte seine Konzentrationsuhr auf fünf, denn das war der Konzentrationszustand, den er gerade in dem Moment brauchte und auch fühlte. Er begann sehr konzentriert und mit guter Feinmotorik an seinem Ziel, der Fertigstellung dieses Bildes, zu arbeiten. Marcel schaffte einen großen Teil des Bildes in unserer Übungseinheit und stellte dieses selbst-

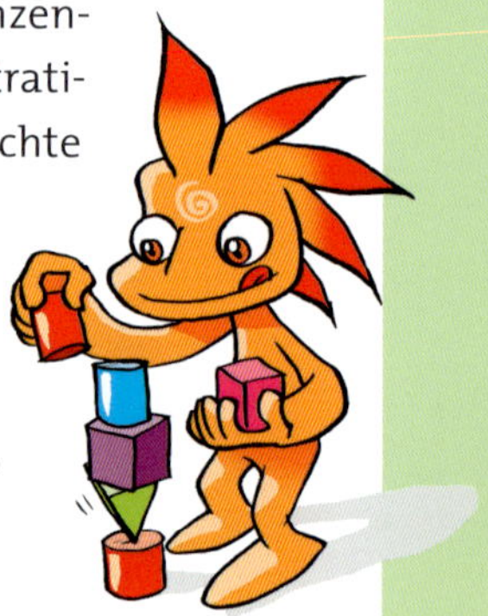

ständig und motiviert bis zu unserem nächsten Treffen fertig. Seine Mutter war sehr beeindruckt, denn sie hatte ihren Sohn schon lange nicht mehr so begeistert und konzentriert bei einer so kniffligen Aufgabe, die äußerste Konzentration und Feinmotorik verlangt, erlebt. Für Marcel war dies ein wichtiger Schritt für den Erfolg unserer weiteren Arbeit.

Wie ging es weiter? Marcel, der in der vierten Klasse war, wollte den Übergang zur Realschule oder das Gymnasium schaffen. Er hatte sich vorgenommen, seine Konzentration auf die Hausaufgaben und innerhalb der Schule besser einzusetzen. Trotzdem erhielten wir nach unserer ersten Basiseinheit, die am Vormittag stattfand, ungefähr zwei Wochen später die Rückmeldung der Lehrer, dass Marcel nicht die erwarteten Fortschritte aufwies.

Die Eltern und Lehrer haben mich zu einem Gespräch eingeladen, damit ich den Lehrern erklären könne, was wir in dieser Basiswoche miteinander gemacht haben. Ich erklärte den Lehrern die wichtigen Schritte, wie beispielsweise die Lernstrategie-Techniken, den Konzentrationsregler und die verschiedenen Übungen, die nötig sind, damit der Alltagstransfer für Marcel möglichst strukturiert und einfach bleibt. Die Lehrer waren sehr interessiert daran, und auch Marcel hatte die Möglichkeit, in diesem Gespräch über seine Erfolge innerhalb der Basiswoche und über die Gründe, warum er sie im Schulalltag nicht umsetzen konnte, zu reden. Dabei kam Folgendes heraus: Marcel traute sich nicht, während des Unterrichts seine Selbstinstruktionskarten und seinen

Regler einzusetzen. Durch die sehr gute Zusammenarbeit mit den Lehrern trafen wir gemeinsam folgende Vereinbarung: Er darf diese Karten jederzeit auf seinen Tisch legen, und er hat sogar die Möglichkeit, einem Kind in der Klasse, dem es genauso schwerfällt sich zu konzentrieren, zu helfen.

Genau das ist es, was Kinder mit ADS brauchen, nämlich eine Lerntechnik, die auf ihren Lernkanal und eine wichtige Aufgabe (hier die Hilfe für ein anderes Kind) ausgerichtet ist. Bei Marcel, wie auch bei vielen anderen Kindern mit ADS, ist es der visuelle Kanal. Das heißt, dass diese Kinder zur bewussten Konzentrationssteigerung und besseren Wahrnehmung visuelle Mittel benötigen, wie zum Beispiel die Karten oder einen Regler. Dieser erinnert die Kinder jedes Mal wieder daran, dass sie in gewissen Situationen ihre Konzentration überprüfen müssen.

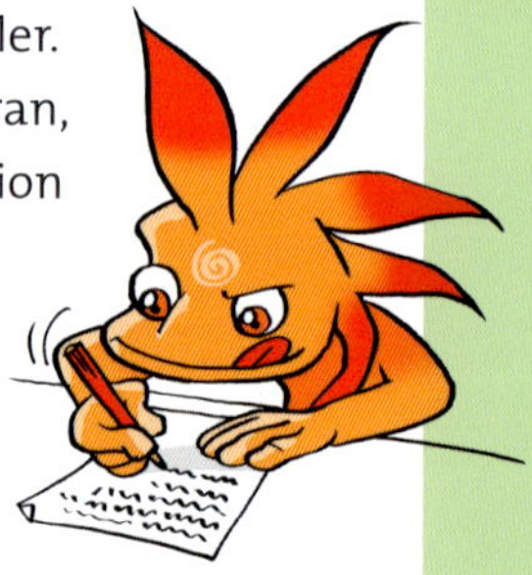

Marcel steigerte sich im Laufe dieses Schuljahres zu einem der besten und fleißigsten Schüler. Ohne großen Stress erledigte er seine Haus- und Übungsaufgaben viel konzentrierter und motivierter als vorher. Dennoch fiel es ihm immer wieder schwer, sich in besonders angespannten Situationen nicht zu stark ablenken zu lassen.

Marcel wurde auch nach der Basiswoche von mir in wöchentlichen Abständen weiter betreut. In einem Gespräch mit den Eltern wurde schnell klar, dass er trotz großer Anstrengungen über einen gewissen Punkt nicht hinauskommen würde. Sein Energieaufwand war in diesen Situationen oftmals zu groß. Die Eltern erzählten mir, dass damals in der Kinder- und Jugendpsychiatrie eine Diagnose gestellt worden war. Beim Abschlussgespräch wären ihnen aber außer einem Rezept für Methylphenidat keine Alternativen wie etwa begleitende Trainings oder Therapien an die Hand gegeben worden. So haben sie sich nach unserem Erstgespräch für das Training und Coaching in der Lernwerkstatt entschieden, um dadurch einen Fortschritt für Marcel zu erlangen.

Ich habe den Eltern von Anfang an erklärt, dass es sehr vernünftig war, erst nach alternativen Veränderungen zu suchen und das Medikament erst als Mittel der nächsten Wahl zu sehen. Neben dem Coaching für Marcel besuchten auch die Eltern selbst ein Elterntraining bei mir. Dabei haben sie sehr viel über das Thema ADS und die möglichen Therapien gelernt. Das ist ein wichtiger Bestandteil unserer Arbeit, nämlich das systemische Einbeziehen der Eltern und auch, wenn gewünscht, der Lehrer und anderer Bezugspersonen, damit das bestmögliche Ergebnis für die Kinder oder die Betroffenen erreicht werden kann.

Wir haben bei Marcel zwar sehr große Fortschritte erleben können, doch in einem langen Gespräch haben wir uns für eine zusätzliche Medikamenteneinnahme entschieden. Die Eltern berichteten mir später, dass sie sehr erstaunt über das Verhalten von Marcel waren. Marcel konnte mit dem Medikament über einen längeren Zeitraum viel klarer und strukturierter bleiben. Dies fiel sowohl in der Schule als auch im Sport auf. Zusammen mit dem betreuenden Arzt wurde Marcel hervorragend eingestellt. Durch die Kombination von Coaching, Training und Medikament war er jetzt fit für den Übergang zur anderen Schule. Schon bevor er das Medikament bekommen hatte, berichteten die Lehrer, dass Marcel ruhiger und konzentrierter war. Durch das Medikament wurde dieses noch verstärkt. Ängste der Eltern, dass das Medikament die Persönlichkeit des Kindes verändere, bestätigten sich Gott sei Dank nicht. Diese Entscheidung haben die Eltern, wie viele andere auch, mit Sicherheit nicht leichtfertig getroffen. Auch stellten sie fest, dass viele der Vorurteile, die durch die Medien verbreitet werden, in keinster Weise mit der Realität übereinstimmen.

Für Marcel ist ADS eine Gabe, da er besonders in seinen sportlichen Fähigkeiten zu Höchstleistungen gekommen ist. Wie viele andere ADSler hat er die Möglichkeit, die hohe Energie in einen positiven Kanal zu filtern. Dadurch schafft er es, in gewissen Situationen über seine Grenzen hinaus zu Höchstleistungen zu kommen. Diese Hyperfokussierung im Sport ist einer der noch viel zu wenig geförderten Bereiche für ADSler.

Die Hyperfokussierung von ADS bedarf einer gezielten Förderung.

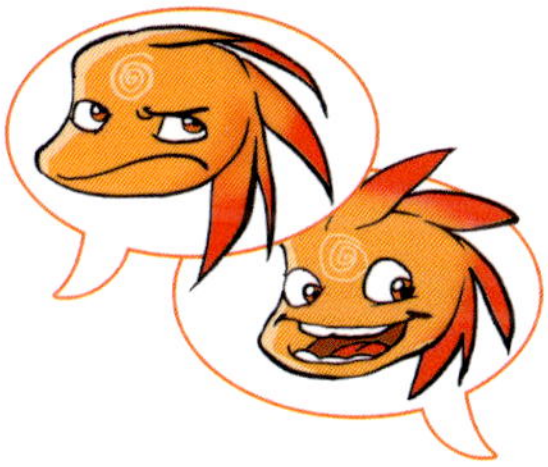

Fall 3

Tom, zehn Jahre alt, ebenfalls in der vierten Klasse einer Privatschule, wurde mir von seiner Mutter für ein Coaching vorgestellt. In einem Vorgespräch erzählte sie mir, dass Tom zwei bis drei Stunden am Tag für die Hausaufgaben benötige, außerdem oftmals sehr impulsiv reagiere, wenn sie versuche, in die Hausaufgabensituation einzugreifen. Die Mutter erschien mir zu diesem Zeitpunkt sehr belastet und am Ende ihrer Möglichkeiten. Außerdem hatte sie Angst, dass ihr Kind, obwohl die Stärken sehr wohl zu erkennen waren, versagen würde.

Die meisten Eltern melden sich bei uns, wenn die Kinder in der dritten oder vierten Klasse sind. Der Grund dafür ist, dass häufig in der dritten Klasse, in welcher der Leistungsdruck stark anzieht, viele Kinder mit ADS an die Grenze ihrer Konzentrationsfähigkeit kommen und oft mit Verhaltensauffälligkeiten und Selbstwertproblematiken auffallen. Die Kinder und auch die Eltern geraten in dieser Zeit sehr schnell in einen Teufelskreis. So war es auch hier.

Die Mutter bemühte sich und wusste, dass Tom viel mehr schaffen könnte, als er derzeit schaffte. Tom fühlte sich durch die vielen Misserfolge immer unfähiger und wurde dadurch auch immer impulsiver und unstrukturierter im schulischen wie auch im sozialen Verhalten. Demzufolge versuchte die Mutter, immer mehr Verantwortung von Tom zu übernehmen, was ihm verständlicherweise auch nicht gefallen hat. Schaffte er sein Pensum am Nachmittag mit den Aufgaben nicht, gab es Streit zwischen Mutter und Sohn und manchmal auch Tränen.

Die Mutter zeigte sich sehr kooperativ und offen für unsere Arbeit und unterstützte uns, so gut sie konnte. Dabei war auch das Coaching mit ihr ein sehr wichtiger Bestandteil für das Gelingen unserer systemischen Arbeit. Im Laufe unseres Basistrainings lernte Tom, mit seiner Impulsivität im Arbeitsverhalten wie auch im Sozialverhalten besser umzugehen. Wir erarbeiteten gemeinsam neue Möglichkeiten und Wege für typische »Knopfdruck-Situationen«. Tom wollte auch den Übergang zur anderen Schule schaffen und merkte, dass er sich dabei selbst oft im Wege stand. Der Druck für die Mutter und Tom war einfach zu groß, er blockierte den Erfolg.

In einem Gespräch mit der Mutter fragte ich sie, was sie sich für ihr Kind und für ihre Beziehung zum Kind am allermeisten wünsche. Sie antwortete darauf, dass es ihr am allerwichtigsten sei, eine gute Beziehung zu dem Kind zu haben, und vor allem wünschte sie sich, weniger Streit bei den Hausaufgaben zu haben. Auch erzählte sie mir, dass Tom oftmals in der Klasse ausgegrenzt und sogar gemobbt wurde. Er fühlte sich in der Opferrolle, und genau das war auch häufig der Grund für seine Aggressivität beim Nachhausekommen. Im geschützten heimi-

Das Entladen von angestauten Aggressionen oder Frustrationen kann – positiv gesehen – als großer Vertrauensbeweis für eine Person betrachtet werden. Nehmen Sie es also nicht persönlich.

Sollte Ihr Kind nach der Schule häufig aggressiv oder schlechtgelaunt nach Hause kommen, geben Sie ihm ein paar Minuten Auszeit, damit die Situation nicht zu schnell zu einer Knopfdruck-Situation wird.

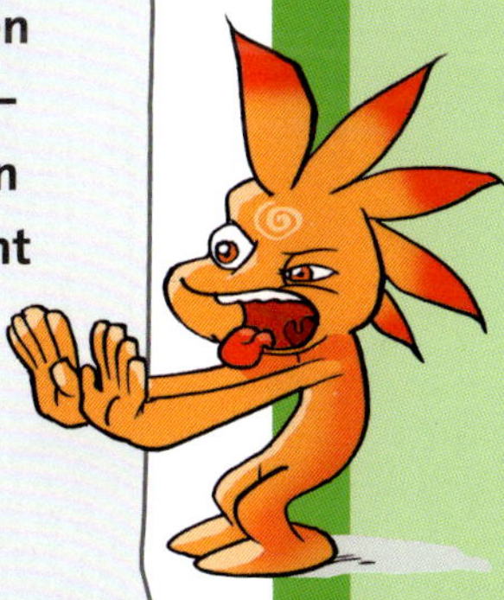

schen Raum bei seiner Mutter konnte er seinen Frustrationen dann freien Lauf lassen.

Tom war über ein halbes Jahr bei uns in der ADS-Lernwerkstatt. In dieser Zeit hat sich sehr viel für die Familie verbessert. Er hat gelernt, sich strukturiert auf die Erreichung seines Zieles, nämlich das Bestehen des Probeunterrichts und somit die Aufnahmeprüfung zur Realschule, vorzubereiten. Seine Mutter lernte durch das Coaching, Tom die Verantwortung für seine Angelegenheiten bis zu einem gewissen Punkt selbst tragen zu lassen.

Verantwortung und Zutrauen schaffen Selbstverantwortung.

Auch konnte sie das Verhalten von Tom besser verstehen, weil sie jetzt wusste, warum Tom oftmals so reagierte. Sie hat die Hausaufgaben und Lernaufgaben mit Tom gemeinsam in so kleine Portionen geteilt, dass es für ihn leichter war, den Anfang zu finden. Denn das ist genau das Problem, das die meisten Kinder mit ADS haben: den Anfang für eine nicht allzu spannende Tätigkeit zu finden. Gemeinsam haben sie einen Plan aufgestellt, der von der Mutter gut strukturiert wurde und an dem sich Tom jeden Tag neu orientieren konnte. Tom hatte somit die Möglichkeit zu lernen, Verantwortung für vorgegebene Bereiche zu übernehmen, und die Mutter hatte die Aufgabe, diese Schritte vertrauensvoll zu begleiten.

Natürlich lief es nicht immer so einfach und unkompliziert, wie es sich jetzt gerade anhört. (Denn wäre es so, dann könnten wir uns für die nächste Uri-Geller-Show oder für das Supertalent der Zauberer bewerben.)

Eines muss uns bei dieser Tätigkeit bewusst sein, nämlich dass es in der Arbeit mit Kindern, die ADS haben, immer sehr starke Schwankungen geben wird. Manche Tage laufen eben besser als andere.

Einer der schönsten Momente für mich als Coach ist es, wenn die Eltern und vor allem die Kinder mich an ihrer Erfolgsgeschichte teilhaben lassen. So war es auch bei Tom. Als er gut vorbereitet und motiviert seinen Probeunterricht hinter sich hatte und das Ergebnis dafür bekam, rief er mich am gleichen Tag an, um mir mitzuteilen, dass er sein Ziel, den Übergang zur Realschule, erreicht hatte. Auch ich war sehr stolz darauf, dass Tom sein Ziel, das für die Familie anfänglich unerreichbar schien, geschafft hat.

Nichts ist spannender, als mit ADS die Herausforderungen des Lebens zu meistern.

■ Folgender Bericht passt meiner Ansicht nach gut zum Beispiel von Tom: Es handelt sich um das Heft »Entdecken, staunen, wissen«, »Welt der Wunder« vom November 2009. Darin geht es um das Thema »Was motiviert mein Gehirn«. Ich zitiere: »Forscher haben den stärksten Motivator ausgemacht: Anerkennung. Haben wir Anerkennung für ein leichtes Ziel bekommen, wird dieser Motivator allmählich mächtiger, die Pfade im Gehirn werden dafür tiefer, fester.«

Das zeigt, wie entscheidend Wiederholungen für den Lernprozess sind, welche wiederum Automatisierungen erst möglich machen. Alles, was wir 200-mal hören, glauben wir. Im positiven Sinne heißt das, wenn wir über 200-mal in unserem Leben hören, wie fleißig und ordentlich wir sind, glauben wir, dass wir fleißig und ordentlich sind. Im negativen Sinne kann dies aber auch bedeuten, dass, wenn wir über 200-mal in unserem Leben hören: »Du bist zu faul« oder »du bist dumm«, wir dieses Gefühl dann auch in uns verankern.

Wenn ich zu meinem Kind immer wieder sage, dass es faul ist, denkt es nach einer gewissen Zeit auch, dass es faul ist, und verhält sich auch so.
Der stärkste Motivator ist Anerkennung

Weiterhin heißt es in »Welt der Wunder«: »Der Wille, Anerkennung zu bekommen, verankert sich im Unbewussten, wird Teil unseres Charakters.« »Künftig wird es uns leichterfallen, diese Kraft in uns zu aktivieren. Es liegt in unserer Macht, das Gehirn auf Erfolg zu programmieren«, sagt der US-Bewusstseinsforscher Roger Schank.

Aber: Studien zeigen, dass es auf die richtige Form der Anerkennung ankommt. Kinder nur für ihre Intelligenz und Bestnoten zu loben, kann sie demotivieren und dazu führen, dass sie mit Rückschlägen nicht fertig werden und die Angst entwickeln, zu scheitern. Experten raten

Vertrauen schafft Selbstvertrauen.
Selbstvertrauen schafft Verantwortung.
Verantwortung schafft Selbstverantwortung.

stattdessen, ihren Fleiß und ihre Arbeit zu loben. Damit entfacht man den Stress-Flow-Effekt: positiver Stress, die Konzentration auf gute Lernstrategien und realistische Ziele – idealerweise kommt es zum Höchstleistungs-Flow im Gehirn, alles fließt ... (WDW, 11/09, Seite 62)

Was motiviert unser Gehirn zum Lernen?

Eine weitere Erkenntnis aus WDW besagt, dass biochemische Botenstoffe wie Dopamin, Serotonin und Acetylcholin sowie eine Reihe von Neuropeptiden (kleine Eiweißmoleküle) ein System entwickeln, das die Lernbereitschaft steuert.

»Lernbereitschaft ist die Fähigkeit, Dinge und Geschehnisse der Umwelt in ihrer Bedeutung erfassen zu können.« (WDW Seite 65)

Besonders beeindruckend ist die Erkenntnis, zu der Psychologen gelangt sind: Zu Beginn einer jeden Begegnung schätzt unser Gehirn die Glaubwürdigkeit des Partners automatisch ein. Das Ganze passiert innerhalb einer Sekunde und läuft vollkommen unbewusst ab. Über Gesichtsausdruck, Stimme, Körperhaltung, Mimik entscheidet unser Gehirn innerhalb kurzer Zeit, ob die Person, die vor uns steht, glaubwürdig erscheint oder nicht. Das bedeutet also auch, dass es entscheidend für die Schüler ist, ob der Lehrer oder Coach motiviert und glaubhaft ist, denn nur dann erhält unser Gehirn die Aufforderung, zuzuhören. Im Umkehrschluss bedeutet dies aber auch, dass, wenn ein unmotivierter Lehrer Wissensinhalte vorträgt, von denen er selbst nicht weiß, ob sie zutreffen, in den Gehirnen der Schüler die direkte Aufforderung zum Weghören ankommt.

Wer Eigenmotivation bei anderen entfachen möchte, muss selbst Eigenmotivation ausstrahlen.

Fall 4

Manuel, zwölf Jahre alt, hat große Probleme in der Schule und im sozialen Umfeld. Er bekommt viele Mitteilungen nach Hause, vergisst viel oder macht seine Hausaufgaben nicht. Er hat sowieso Null-Bock auf Schule.

Eigentlich hatte er auch Null-Bock auf dieses Treffen mit mir, und er weiß auch gar nicht, warum er denn hier ist. Wir unterhalten uns also und kommen sehr schnell auf ein Thema, das ihn stark interessiert. Auf einmal beginnt er zu fragen und möchte gerne mehr darüber wissen. Das Eis war gebrochen. Nach diesem ersten Treffen entscheidet er sich bewusst, hier in der ADS-Lernwerkstatt weiterzumachen.

Interessanterweise haben wir, Manuel und ich, es in kurzer Zeit geschafft, dass er seitdem seine Hausaufgaben erledigt und dadurch keine Mitteilungen mehr nach Hause bekommt. Manuel hat wieder mehr Erfolgserlebnisse. Durch die gute und enge Zusammenarbeit mit dem Lehrer haben wir es geschafft, dass er sich in der Klasse gut integrieren konnte. Natürlich gab es seitdem auch immer wieder Aufs und Abs, die normal sind und auch bei anderen Kindern beobachtet werden. Als ich ihm erklärte, was es denn heißt, ADS zu haben und welche Vor- und Nachteile es haben kann, konnte er auch ganz gut verstehen, warum er in gewissen Situationen so und nicht anders reagierte.

Als ich ihn nach den positiven Seiten von ADS fragte und wissen wollte, was er denn alles schaffe, eben weil er ADS hat, fiel ihm tatsächlich nichts dazu ein. Hätte ich ihn gefragt, was er für Nachteile mit ADS hat, wäre ihm wahrscheinlich viel mehr eingefallen.

Aber ich ließ nicht locker und nannte ihm ein paar Vorteile, die z.B. ich habe, weil ich ADS habe. Auf einmal hatte er auch einige gute Ideen. Er berichtete mir von »seinem« Sport, dem Fußball. Wenn er auf dem Feld stehe, würde er alles innerhalb des Feldes mitbekommen und könne ganz bewusst alles andere ausblenden. Er merke sogar am Wind, wenn jemand weit hinter ihm laufe. Das hat den Vorteil, dass er schnell reagieren kann. (An was erinnert mich das jetzt gerade? Ach ja, an das mit den Jägern ...)

Auf unserer Suche nach den Vorteilen haben wir in dieser Stunde einiges zusammengetragen. Manuel ging an diesem Tag sehr fröhlich, gut gelaunt und mit einem großen Sack positiver Eigenschaften nach Hause. Er hatte seine Gabe für sich entdeckt.

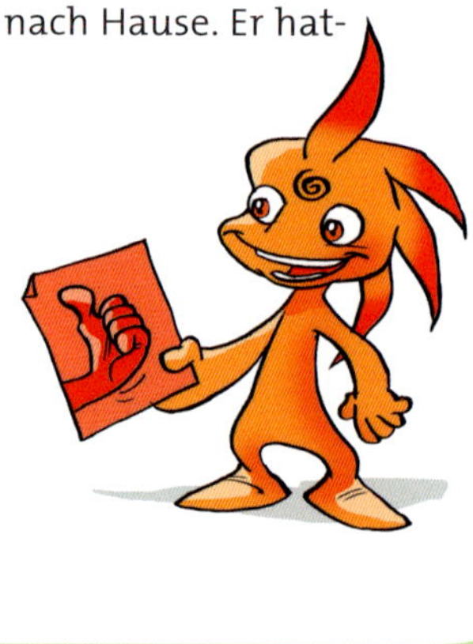

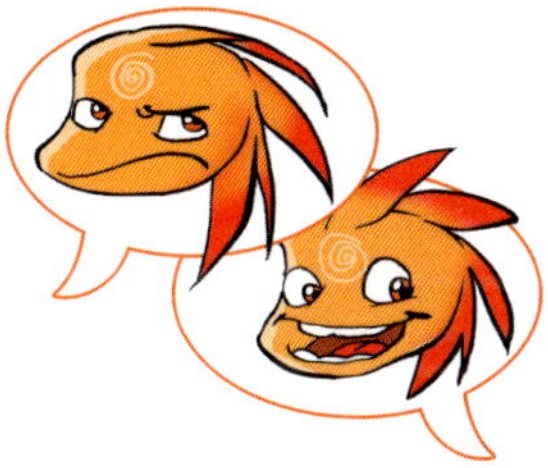

Fall 5

Frau M., jetzt 40 Jahre alt, hat ihr ganzes Leben lang viele Höhen und Tiefen erfahren. Erst mit 38 Jahren hat sie ihre Spezialisierung gefunden. An diesen Punkt wäre sie nie gekommen, wenn sie nicht auch einige unangenehme Erfahrungen gemacht hätte. Und diese waren wichtig.

■ Ich bin der Meinung, dass es gerade für Kinder mit ADS notwendig ist, in manchen Situationen an die eigenen Grenzen zu stoßen und zu lernen, Verantwortung zu übernehmen sowie mit Misserfolgserlebnissen zurechtzukommen. Es darf nur nicht zu viel werden.

Die größte Gefahr für Eltern ist es, und ich kann Ihnen das aus eigener Erfahrung berichten, wenn die Kinder zu stark umsorgt werden und man für sie zumutbare Verantwortungsbereiche übernimmt. Dadurch macht man die Kinder unmündig und hilft ihnen nicht, lebenstauglich zu werden.

Allerdings kann ich Mütter und Väter verstehen, die aus der Not heraus zum Beispiel die Hausaufgaben für ihr Kind machen, weil es sonst immer wieder zu Streit oder

Problemen mit den Lehrern kommt. Ich verstehe es auch, wenn Eltern alles tun würden, damit ihr Kind in der Schule sozial eingebunden ist.

Ich habe volles Verständnis für Eltern, die durch ihre Situation so belastet sind, dass sie kein anderes Thema mehr kennen und dadurch auch die Beziehung zum Partner sehr stark leidet.

■ In unserem Coaching mit den Eltern versuchen wir ganz bewusst, die Verantwortungsbereiche abzustecken, die einerseits die Kinder, andererseits die Eltern übernehmen sollten, und versuchen hier wieder ein Gleichgewicht herzustellen.

* Siehe die Metapher vom Königreich im Kapitel 10: Materialien

Wie hat Frau M. es also geschafft, ihre Spezialisierung zu finden? Sie hatte das Glück, einen Mann an ihrer Seite zu haben, der ihr auf ihrem Weg oftmals die Laterne getragen hat, um den richtigen Pfad zu zeigen. Sie wäre sonst nie so weit gekommen. Auch hat sie mit Hilfe des Coachings ADS als Gabe kennengelernt.

Es ist nie zu spät, den Weg gut auszuleuchten, um gut auf ihm gehen zu können.

Sie hat also nach fast 38 Jahren angefangen, die positiven Seiten von ADS kennenzulernen und auch entsprechend zu nutzen. Sie hat damit begonnen, eine eigene positive Sprache zu entwickeln und aus den negativen Formulierungen herauszukommen. Der Blick auf das Positive hat ihr Kraft und Ausdauer gegeben. Sie geht jetzt mit großem Spaß und tiefer Zufriedenheit an ihre Arbeit.

Es ist genau das, was Menschen mit ADS brauchen. Sie müssen sich von dem »Ich muss das noch tun« und »Arbeiten muss hart und beschwerlich sein« entfernen und nach dem Motto leben: »Mach genau das, was du gut kannst, und mache es richtig.«

Abschließend

Warum habe ich Ihnen das alles erzählt? Ganz einfach: Gleichgültig, in welchem Alter Sie jetzt gerade sind, ich möchte Ihnen bewusst machen: Sie und Ihre Kinder können immer noch Ihren Weg finden!

Für mich persönlich ist ADS eine Gabe, weil es mich viel intensiver am Leben teilnehmen lässt und mir sehr viel Energie und Ausdauer für meine Arbeit gibt. Darüber hinaus habe ich auf diese Weise eine sehr große Sensibilität mitbekommen, die für den Umgang mit den Mitmenschen äußerst wichtig ist.

ADSler können Kommunikationstalente sein.
ADSler sind sensibel und einfühlsam.
Mit einem ADSler werden Sie immer überleben.

Ich möchte Ihnen Mut machen, ADS auch mal von der anderen Seite zu sehen.

Ich möchte Ihnen Mut machen, mit Ihren Kindern zu ADS zu stehen.

Seien Sie mutig und pfeifen Sie darauf, was andere sagen!

Suchen Sie sich die Kontakte, die Ihnen und Ihrer Familie guttun!

10. Materialien

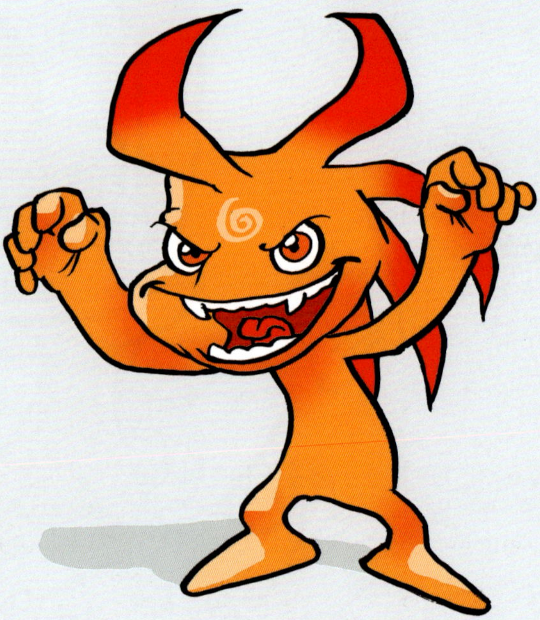

Die 10 wichtigen Symptome bei ADS im Kindesalter

- **unaufmerksam und ablenkbar**
  driftet mit der Aufmerksamkeit ab, wechselt den Brennpunkt des Interesses
- **verträumt oder hyperaktiv**
  immer auf dem Sprung, schaut Löcher in die Luft und träumt
- **impulsiv**
  handelt ohne nachzudenken, lebt Gefühle sofort aus, abwarten fällt schwer
- **vergesslich und schlechtes Kurzzeitgedächtnis**
  vergisst schnell, besonders alltägliche Dinge, alles was nicht spannend ist, ist schnell aus dem Sinn, verliert oft seine Sachen
- **wirkt zerstreut oder chaotisch**
  wenig Überblick und geringe Eigenorganisation
- **Regeln einhalten – eine der schwersten Übungen**
  eigensinnig, will nur seinen Willen durchsetzen, alles und nichts wird endlos diskutiert
- **Arbeitsverhalten – lässt zu wünschen übrig**
  keinen Überblick und wenig Strategie (Geiertechnik), Anfang ist schwer – lieber alles auf die lange Bank schieben
- **stimmungslabil: Berg- und Talfahrt der Emotionen**
  schnell gereizt und auf 180 oder zu Tode betrübt, Stehaufmännchen: kann auch schnell vergessen und Enttäuschungen wegstecken
- **Selbstwertgefühl im Keller**
  manchmal nach außen »Powerman« oder Clown, allerdings mit hochsensiblem Kern
- **Sozialverhalten – oft eine Katastrophe**
  mangelnde Einschätzung von sich und den anderen, Integration in eine Gruppe – meist schwierig, bekommt schnell die Rolle eines Außenseiters zugewiesen

FRAGEBOGEN

Diagnostische Kriterien der Aufmerksamkeits-Hyperaktivitätsstörung nach DSM IV. Kinder und Jugendliche (vgl. Sass / Wittchen, DSM IV)

Unaufmerksamkeit		
Der Betroffene	Ja	Nein
1. kann oftmals seine Aufmerksamkeit nicht auf Details richten oder macht Flüchtigkeitsfehler bei den Schulaufgaben, bei Hausaufgaben oder anderen Aktivitäten		
2. hat oft Schwierigkeiten, längere Zeit die Aufmerksamkeit bei Aufgaben oder Spielaktivitäten aufrechtzuerhalten		
3. scheint oft nicht zuzuhören, wenn andere ihn ansprechen		
4. führt häufig Anweisungen anderer nicht vollständig durch und kann Schularbeiten, andere Arbeiten oder Pflichten am Arbeitsplatz nicht zu Ende bringen. (Nicht wegen auflehnendem Verhalten oder wegen Verständnisschwierigkeiten)		
5. hat häufig Schwierigkeiten, Aufgaben und Aktivitäten zu organisieren		
6. vermeidet häufig, hat eine Abneigung gegen oder beschäftigt sich nur widerwillig mit Aufgaben, die länger andauernde geistige Anstrengung erfordern (wie z. B. Mitarbeit im Unterricht oder Hausaufgaben)		
7. verliert häufig Gegenstände, die er für die Aufgaben oder Aktivitäten benötigt (z. B. Spielsachen, Hausaufgabenhefte, Stifte, Werkzeug)		
8. lässt sich öfters durch äußere Reize ablenken		
9. ist bei Alltagstätigkeiten häufig vergesslich		

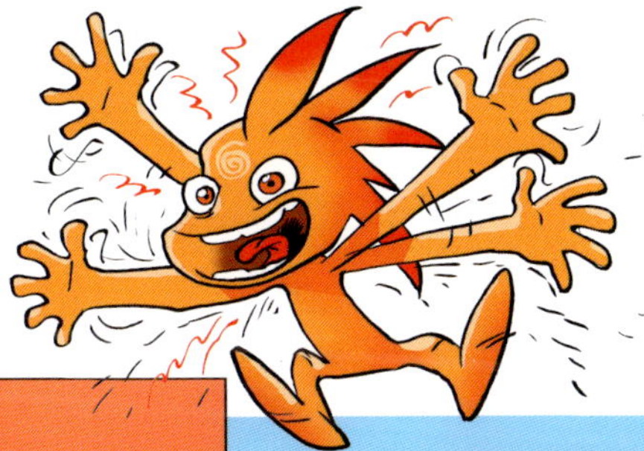

Hyperaktivität		
Der Betroffene	Ja	Nein
1. zappelt häufig mit Händen oder Füßen oder rutscht auf dem Stuhl herum		
2. steht in der Klasse oder in anderen Situationen, in denen Sitzenbleiben erwartet wird, häufig auf		
3. rennt häufig umher oder klettert exzessiv in Situationen, in denen dies unpassend ist (bei Jugendlichen oder Erwachsenen kann dies auf ein subjektives Unruhegefühl beschränkt bleiben)		
4. hat häufig Schwierigkeiten, ruhig zu sprechen oder sich mit Freizeitaktivitäten ruhig zu beschäftigen		
5. ist häufig »auf Achse« oder handelt oftmals, als wäre er »getrieben«		
6. redet häufig übermäßig viel		

Impulsivität		
Der Betroffene	Ja	Nein
1. platzt häufig mit den Antworten heraus, bevor die Frage zu Ende gestellt ist		
2. kann nur schwer warten, bis er an der Reihe ist		
3. unterbricht und stört häufig (platzt z. B. in Gespräche und Spiele anderer hinein)		

Wenn Sie in einem der Bereiche »Unaufmerksamkeit« und/oder »Hyperaktivität«/»Impulsivität« vier oder mehr Antworten bejahen können, sollten Sie sich mehr mit dem Thema auseinandersetzen und gegebenenfalls einen Spezialisten heranziehen.

ADS Lernwerkstatt

Positivtagebuch

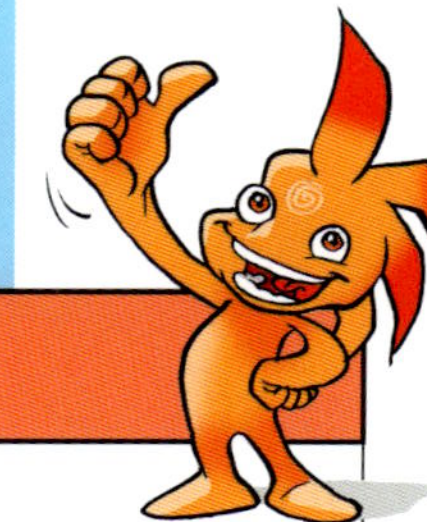

Datum	Das war prima

Minipunktekonto

Datum	Punkte	Punkte, die du verdient hast				
Was habe ich prima gemacht	**Bis**	**Montag**	**Dienstag**	**Mittwoch**	**Donnerstag**	**Freitag**
Gesamtpunkte						

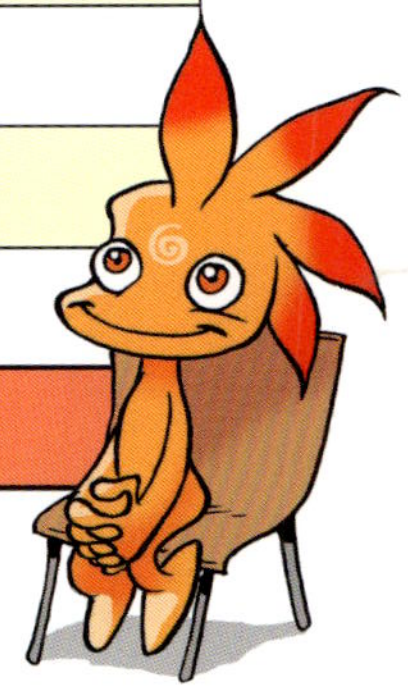

ADS Lernwerkstatt

Wochenpunkteplan

von: ______________ bis: ______________

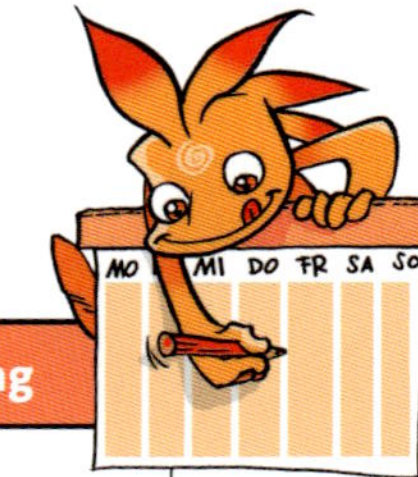

Aufgaben	Bis	Max. Punkte	Montag	Dienstag	Mittwoch	Donnerstag	Freitag
Zusatzpunkte							
Gesamtpunkte pro Tag							
Gesamtpunkte pro Woche							

Unser Vertrag: **Punkte =**

ADS Lernwerkstatt

Wochenplan

von: ______________ bis: ______________

Zeit	Montag	Dienstag	Mittwoch	Donnerstag	Freitag	Samstag	Sonntag
13:00 – 13:30							
13:30 – 14:00							
14:00 – 14:30							
14:30 – 15:00							
15:00 – 15:30							
15:30 – 16:00							
16:00 – 16:30							
16:30 – 17:00							
17:00 – 17:30							
17:30 – 18:00							
18:00 – 18:30							
18:30 – 19:00							
19:00 – 19:30							
19:30 – 20:00							

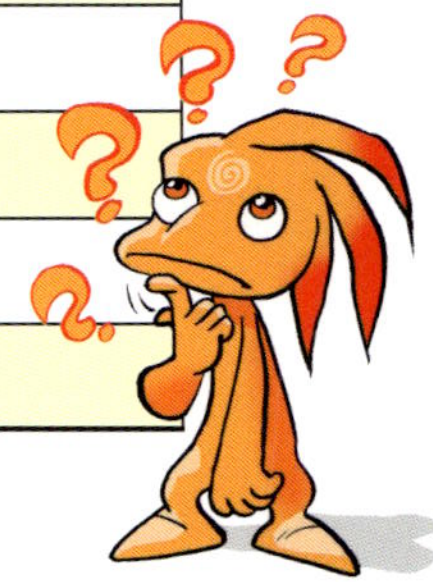

ADS Lernwerkstatt

Klassenarbeitsplan

Fach: ______________________

Termin der Arbeit: ______________

Wie viel Zeit habe ich: _______ Tage

Was lerne ich wann?	Datum	Zeit	Wer hilft?	Anmerkung

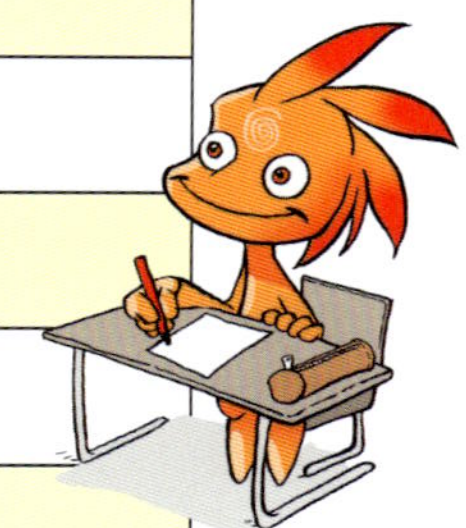

Systemkarten

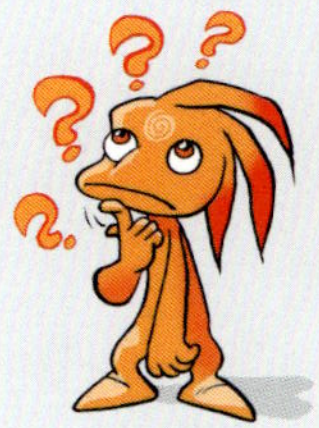

1. STOPP!
   Was ist
   meine
   Aufgabe?

2. Alle Antennen auf
   Empfang!
   Genau arbeiten!

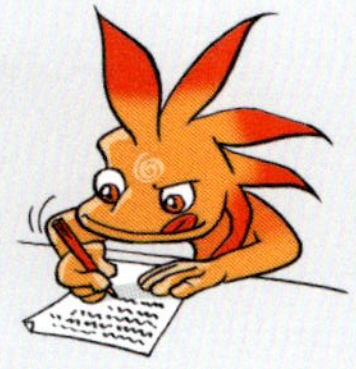

3. Überprüfen!
   Ist das so richtig?

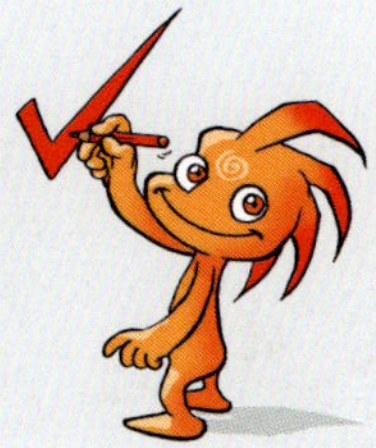

4. Super!
   Das habe ich
   gut gemacht!

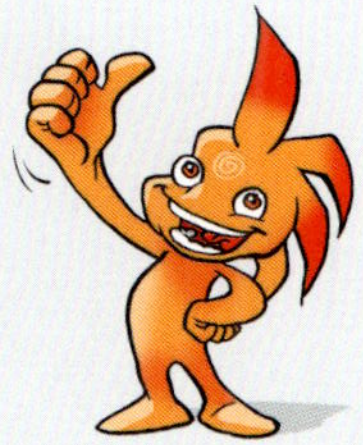

Konzentrationsregler

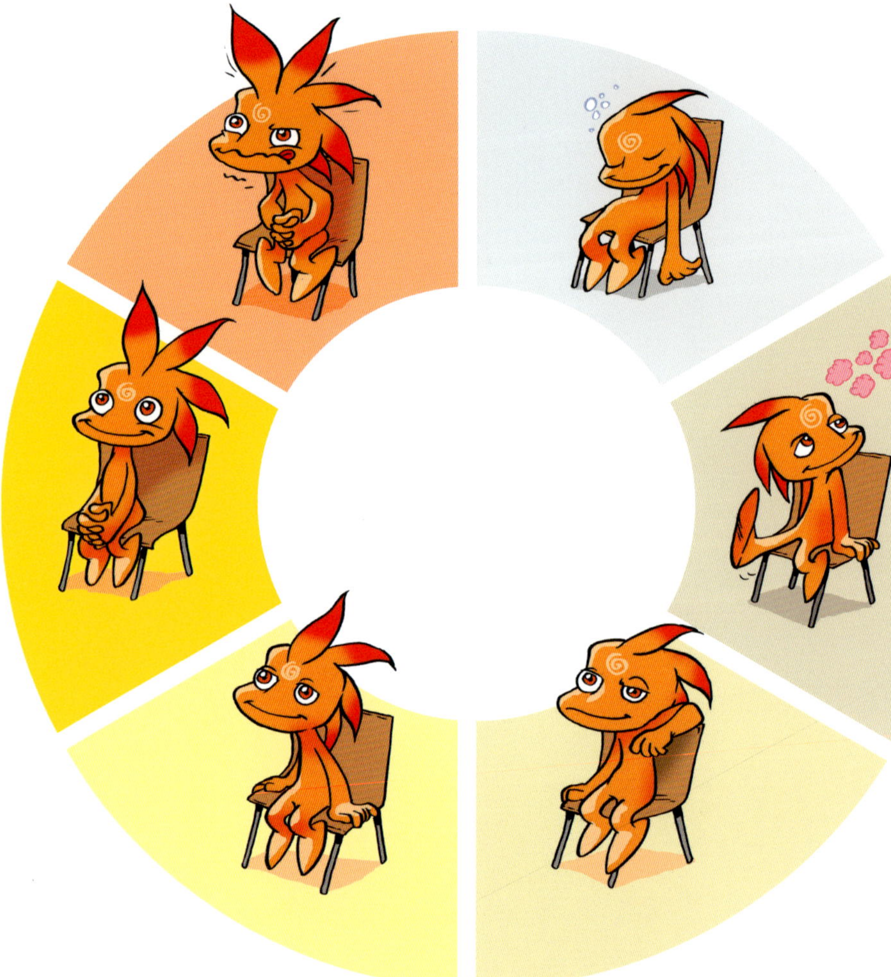

Kennst Du Deine inneren Antreiber?

Der Sinn dieses Tests besteht nicht darin, eine Klassifizierung in irgendwelche Gruppen vorzunehmen. Er soll uns stattdessen als Entscheidungshilfe dienen, unbewusste Steuerungsmechanismen aufzudecken und dabei zu unterstützen, klare Entscheidungen so zu treffen, wie wir es in bestimmten Situationen wollen. Hier gilt wie in vielen anderen Bereichen auch: Es gibt keine eindeutige Abgrenzung zwischen den verschiedenen Antreibern. Das Testergebnis kann somit auch nur Hinweise auf mehr oder weniger deutliche Glaubenssätze aufzeigen.

Antreibertest

Die getroffenen Aussagen bewertest Du. Hierbei hilft Dir die Bewertungsskala (1 bis 5). Bewerte so, wie Du selbst Dich zur Zeit siehst – nicht, wie Du Dich sehen möchtest. Den von Dir festgelegten Zahlenwert trägst Du in die entsprechende Lücke ein.

Die Aussage trifft auf mich zu:

voll und ganz	=	**5**
gut	=	**4**
etwas	=	**3**
kaum	=	**2**
gar nicht	=	**1**

1. ◯ Wenn ich eine Tätigkeit verrichte, dann ich mache ich sie sorgfältig.
2. ◯ Alle, die mit mir zu tun haben, sollen sich wohl fühlen.
   Das ist mein Job.
3. ◯ Ich bin immer in Aktion.
4. ◯ Ich zeige sehr ungern anderen meine Schwächen.
5. ◯ Wenn ich raste, dann roste ich.
6. ◯ Den Satz: »Es ist schwierig, etwas genau zu sagen« benutze ich sehr oft.
7. ◯ Oft rede ich mehr, als erforderlich wäre.
8. ◯ Mir fällt es schwer, Menschen zu respektieren, die nicht akkurat sind.
9. ◯ Meine Gefühle zeige ich sehr ungern.
10. ◯ Mein Motto lautet: Nur nicht aufgeben!
11. ◯ Ich begründe meine Meinung immer.
12. ◯ Meine Wünsche erfülle ich mir schnell.
13. ◯ Dokumentationen werden von mir mehrmals überarbeitet und geprüft,
    bevor ich sie abgebe.
14. ◯ Es regt mich auf, wenn Menschen »herumtrödeln«.
15. ◯ Von anderen akzeptiert zu werden, ist für mich wichtig.
16. ◯ »Harte Schale, weicher Kern.« – Das bin ich.
17. ◯ Ich richte mich oft nach dem, was andere von mir erwarten und möchte das
    auch immer möglichst wissen.
18. ◯ Es ist für mich unbegreiflich, wie man einfach so in den Tag hineinleben kann.
19. ◯ Häufig unterbreche ich andere in Diskussionen.
20. ◯ Ich brauche niemanden, um meine Probleme zu lösen – das mache ich selber.
21. ◯ Ich erledige alles, was gemacht werden muss, so schnell wie möglich.
22. ◯ Andere Leute halte ich, wenn möglich, auf Distanz.
23. ◯ Viele Aufgaben müsste ich noch sorgfältiger erledigen.
24. ◯ Nebensächlichkeiten werden von mir selbst erledigt.
25. ◯ Alles muss ich mir erarbeiten, nichts fällt mir zu.

26. ◯ Dumme Fehler kann ich nicht tolerieren.

27. ◯ Ich mag es, wenn meine Fragen schnell, klar und präzise beantwortet werden.

28. ◯ Positive Kritik an dem, was ich gemacht habe, ist mir ganz wichtig.

29. ◯ Was ich anfange, erledige ich auch bis zum Schluss.

30. ◯ Die Wünsche und Bedürfnisse anderer sind wichtiger als meine.

31. ◯ Damit andere mich nicht verletzen können, bin ich ihnen gegenüber oft hart.

32. ◯ Ungeduld äußert sich bei mir durch Fingertrommeln auf dem Tisch.

33. ◯ Beim Erklären von Sachverhalten verwende ich gerne die klare Aufzählung: Erstens ..., zweitens ..., drittens ...

34. ◯ Ich bin überzeugt davon, dass nichts so einfach ist, wie es scheint.

35. ◯ Kritik an anderen übe ich nur ungern.

36. ◯ Bei Diskussionen nicke ich häufig mit dem Kopf.

37. ◯ Um meine Ziele zu erreichen, strenge ich mich an.

38. ◯ Ich schaue meistens sehr ernst.

39. ◯ Ich bin nervös.

40. ◯ Mich bringt so schnell nichts aus dem Gleichgewicht.

41. ◯ Probleme, die ich habe, gehen niemanden etwas an.

42. ◯ »Macht mal vorwärts« ist ein Standardspruch von mir.

43. ◯ Die Worte »genau, logisch, exakt, klar« benutze ich sehr häufig.

44. ◯ Häufig sage ich: »Das verstehe ich nicht.«

45. ◯ »Könnten Sie es nicht einmal versuchen?« sage ich eher als »Versuchen Sie es einmal.«

46. ◯ Diplomatie ist meine Stärke.

47. ◯ Die an mich gestellten Anforderungen versuche ich noch zu überbieten.

48. ◯ Ich mache immer mehrere Dinge gleichzeitig.

49. ◯ Mein Motto lautet: »Beiß Dir auf die Zähne!«

50. ◯ Es glückt mir nur wenig, auch wenn ich mich noch so sehr anstrenge.

Die von Dir vergebenen Zahlen trägst Du nun entsprechend den Nummern der Fragen in den Auflösungsschlüssel ein und zählst die Werte zusammen.

Auflösung

Sei perfekt!

Fragen	1	8	11	13	23	24	33	38	43	47	Total
	◯	◯	◯	◯	◯	◯	◯	◯	◯	◯	______

Mach schnell!

Fragen	3	12	14	19	21	27	32	39	42	48	Total
	◯	◯	◯	◯	◯	◯	◯	◯	◯	◯	______

Streng Dich an!

Fragen	5	6	10	18	25	29	34	37	44	50	Total
	◯	◯	◯	◯	◯	◯	◯	◯	◯	◯	______

Mach es allen recht!

Fragen	2	7	15	17	28	30	35	36	45	46	Total
	◯	◯	◯	◯	◯	◯	◯	◯	◯	◯	______

Sei stark!

Fragen	4	9	16	20	22	26	31	40	41	49	Total
	◯	◯	◯	◯	◯	◯	◯	◯	◯	◯	______

Nun trägst Du die Totalwerte Deines Antreibers in die folgende Tabelle ein. Dadurch werden die Ausmaße Deiner Antreiber noch sichtbarer dargestellt.

Antreiber	Sei perfekt	Mach schnell	Streng Dich an	Mach es allen recht	Sei stark
2					
4					
6					
8					
10					
12					
14					
16					
18					
20					
22					
24					
26					
28					
30					
32					
34					
36					
38					
40					
42					
44					
46					
48					
50					

Übersteigt einer Deiner Antreiber den Zahlenwert 40? Dann kannst Du mit großer Sicherheit davon ausgehen, dass genau diese Verhaltensweise in einem Gespräch in kürzester Zeit beobachtet werden kann.

Unsere Antreiber sind eine gute Basis in unserem Leben. Schwierig wird es allerdings dann, wenn sie permanent eingesetzt werden, ohne dass es einen direkten Bezug zu einer bestimmten Situation gibt. In dem Moment, in dem sie nicht der Realität angepasst, sondern nur aus einem Zwang heraus eingesetzt werden, behindern und beeinträchtigen sie uns.

Wenn wir die Antreiber durch Erlauber ersetzen, können wir sie nutzen.

Sei immer perfekt:	Ich darf auch mal einen Fehler machen. Ich kann auch mal fünf gerade sein lassen. Ich darf auch mal schlappmachen. Es kann auch mal etwas ungenau sein.
Mach immer schnell:	Ich darf auch mal eine Pause machen. Ich darf auch mal trödeln. Es darf auch mal etwas aufgeschoben werden. Manche Dinge brauchen einfach etwas länger.
Streng Dich an:	Es darf auch mal etwas in Ruhe erledigt werden. Nicht alles muss schwer verdient werden. Ich darf auch mal keine Lust haben, etwas zu tun. Ich darf meine Aufgaben auch in Ruhe und ohne Hektik erledigen. Es ist nicht alles so wichtig, wie ich glaube.
Mach es immer allen recht:	Ich muss nicht bei jedem »Nein« von mir von Gewissensbissen geplagt werden. Ich muss nicht immer alles alleine machen. Ich muss nicht immer die anderen schonen. Jeder ist wichtig – auch ich.
Sei immer stark:	Ich muss nicht immer alles im Alleingang schaffen. Ich bin so wie ich bin und meine Gefühle gehören zu mir. Ich darf auch mal schwach sein. Ich darf Aufgaben delegieren. Niemand kann alles – auch ich nicht.

Mein persönlicher Erlauber

Folgende Fragen können dabei helfen, Deinen eigenen Antreiber durch einen Erlauber zu ersetzen (Du wirst sehen, wie schnell es geht!):

Was bringt mir ein Antreiber?

Brauche ich noch einen Antreiber?

Wie beeinträchtigt mich in einer bestimmten Situation ein Antreiber?

Was passiert, wenn ich einen Antreiber überhaupt nicht mehr berücksichtige?

Welches Für und Wider spricht für das zeitweise Einsetzen eines Antreibers und was sind die Voraussetzungen dafür?

Mit dem Abbau starker Antreiber erlaube ich mir, ein Stück weit mehr ich selbst zu sein.

Metapher vom Königreich *

Fragen für das Coaching oder Selbst-Coaching:

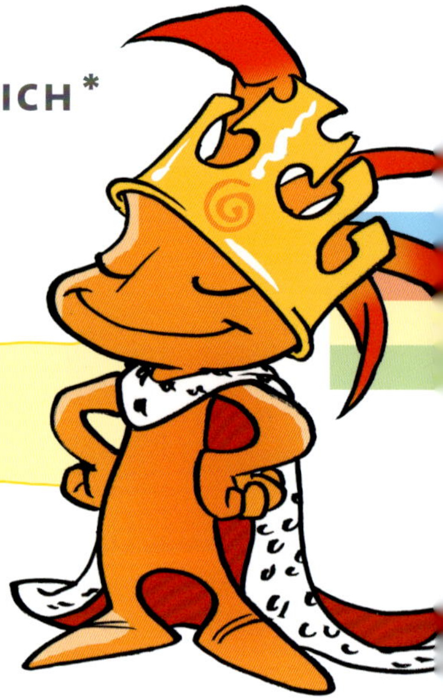

»Am I a good place to live?«
oder wie regiere ich mein Königreich?

- **Was haben Königreiche gemeinsam?**

  Es gibt einen König oder eine Königin.

  Sie haben eine bestimmte Fläche.

  Jedes Königreich hat seine Grenzen.

  Es gibt einen bewachten Zugang mit einer Zugbrücke.

  Einen Thron, ein Zepter und eine Krone.

  Das Königreich bedarf einer Landschaftsgestaltung.

- **Was bedeutet das übersetzt für Sie/mich?**

  Sind Sie der König/In?

  Wie groß ist Ihr Königreich?

  Wie sehen die Grenzen aus und sind diese auch für Andere erkennbar?

  Wann ist das Königreich offen oder geschlossen für Andere?

  Wer regiert in Ihrem Reich? Wo regieren Sie?

  Wie gepflegt ist das Königreich? Was braucht es noch für Pflege?

* Eine Metapher von Christine Acquaviva, Coach der ADS Lernwerkstatt

- **Wie schaut Ihr/mein Königreich also Ihr/mein »Platz zum Leben« aus?**

  Überprüfen Sie, ob Sie oder jemand anders Ihr Königreich regiert.

  Regieren Sie in Ihrem Königreich oder betreiben Sie vielleicht Feldfriedensbruch in einem anderen Königreich?

  Gibt es auch andere Königreiche, in denen Sie sich als König/In ungefragt regieren?

  Wenn ja, welche und warum?

- **Was bedeutet »gut für sich zu sorgen« und Energie zu tanken?**

  Alle Besucher verlassen das Königreich.

  Die Zugbrücke wird hochgezogen.

  Sie besteigen Ihren Thron.

  Sie nehmen Krone und Zepter.

  Tun Sie, was Ihnen gut tut!

Grundsatz:
»Bei sich zu sein heißt, sich im eigenen Königreich aufzuhalten«

Regierungsaufgabe:
»Das Königreich ist gut versorgt mit allem, was es braucht.«

Denn:
**»Wer für Andere sorgen will,
muss zuerst für sich selbst gut sorgen!«**

11. Literaturverzeichnis

ALFRED, Adam u. a.: ADHS-Praxishandbuch, ADHS Zentrum München, BoD GmbH, Norderstedt, 1. Aufl. 2007

AUST-CLAUS, Elisabeth / HAMMER, Petra-Marina: ADS. AufmerksamkeitsDefizitSyndrom: Ein praktisches Workbook für Eltern – Das OptiMind-Konzept – Opti Mind Media Verlag, Wiesbaden, 3. Aufl. 2003

AUST-CLAUS, Elisabeth / HAMMER, Petra-Marina: ADS – Topfit beim Lernen, Opti Mind Media Verlag, 4. Aufl. 2007

AUST-CLAUS, Elisabeth / HAMMER, Petra-Marina: Das A.D.S.-Buch, Oberstebrink Verlag, 7. Aufl. 2002

AUST-CLAUS, Elisabeth / HAMMER, Petra-Marina: Auch das Lernen kann gelernt werden, Oberstebrink Verlag, Neuauflage 2004

BECKER, Heidrun / TESAK, Jürgen: Kinder mit Wahrnehmungsstörungen: Ein Ratgeber für Eltern, Pädagogen und Therapeuten, (Tb) Schulz-Kirchner Verlag, 2. Aufl. 2007

BORN, A. / OELER, C.: Lernen mit ADS-Kindern, Kohlhammer Verlag, 6. Aufl. Stuttgart 2008

DEFERSDORF, Roswitha: Drück mich mal ganz fest. Geschichte und Therapie eines wahrnehmungsgestörten Kindes, Herder Verlag, Freiburg, 19. Aufl. 2009

DÖPFNER, Manfred / SCHÜRMANN, Stephanie / LEHMKUHL, Gerd: Wackelpeter und Trotzkopf, Beltz Verlag, Weinheim, 3. Aufl. 2006

DREIKURS, Rudolf / GREY, Loren: Kinder lernen aus den Folgen: Wie man sich Schimpfen und Strafen sparen kann, Herder Verlag, Freiburg, 1. Aufl. 2007

ENDRES, Wolfgang / BERNARD, Elisabeth: Voll bei der Sache. Konzentrationsprogramm für Kinder. Ein Elternratgeber, (Tb) Kösel Verlag, München, 6. Aufl. 2002

ERB, Kristina: Die Ordnungen des Erfolgs: Einführung in die Organisationsaufstellung, Kösel Verlag, München, 2. Aufl. 2001

ETTRICH, Christine/MURPHY-WITT, Monika: ADS – So fördern Sie Ihr Kind, Gräfe & Unzer Verlag München, 5. Aufl. 2007

HARRIS, Thomas A.: Ich bin ok. Du bist ok, Rowohlt Taschenbuch Verlag, Reinbek, 40. Aufl. 2005

HARTMANN, Thom, u. a.: Eine andere Art die Welt zu sehen, Schmidt-Römhild Taschenbuch, Hamburg, 12. Aufl. 2009

HEUBROCK, D./PETERMANN, F.: Aufmerksamkeitsdiagnostik, Hogrefe Verlag, Göttingen 2001

MASLOW, Abraham H: Motivation und Persönlichkeit, Rowohlt Verlag, 11. Aufl. 2007

MURPHY-WITT, Monika: Wie Zappelkinder ruhiger werden: Spielerische Förderung für unruhige und hyperaktive Kinder, Christopherus-Verlag, 2000

RADATZ, S.: Beratung ohne Ratschlag, Verlag Systemisches Management, Wien 2000

ROGGE, Jan-Uwe: Eltern setzen Grenzen: Partnerschaft und Klarheit in der Erziehung, Rowohlt Taschenbuch-Verlag, 15. Aufl. 1995, Neuausgabe 2010

SASS, H./WITTCHEN, H.-U., u. a.: DSM IV – Diagnostisches und Statistisches Manual Psychischer Störungen, Hogrefe Verlag, Göttingen, 3. Aufl. 2001

SCHULZ von THUN, F.: Miteinander reden, 1–3, Rowohlt Taschenbuch Verlag, Reinbek 1981

STEWART, Ian/JOINES, Vann: Die Transaktionsanalyse – Eine Einführung, Herder Verlag, Freiburg, 9. Aufl. 2009

WHO/DILLING, H., u. a. (Hrsg.): ICD 10, Internationale Klassifikation psychischer Störungen, Huber Verlag, Bern 2000

Weiterführende Literatur

ARMSTRONG, Thomas: Das Märchen vom ADHS-Kind. – 50 sanfte Möglichkeiten, das Verhalten Ihres Kindes zu verbessern, Jungfermann Verlag, 2. Aufl. 2007

BACKHAUS, Arno: Ach Du Schreck! ADS. Vom Chaoskind zum Lebenskünstler, Brendow Verlag, 1. Aufl. 2009

BEERWERTH, Walter: ADS – das kreative Chaos, Kreuz Verlag 2006

BORN, Armin / OELER, Claudia: Lernen mit ADS-Kindern, Kohlhammer Stuttgart, 7. Aufl. 2009

CLAUS, Dieter / AUST-CLAUS, Elisabeth / HAMMER, Petra-Marina: A.D.S.(ADS). Das Erwachsenen-Buch: Aufmerksamkeits-Defizit-Syndrom. Neue Konzentrations- und Organisations-Hilfen für Ihr Berufs- und Privatleben. Das Opti-Mind-Konzept für ADS-Erwachsene, Oberstebrink Verlag, 2005

DRÜE, Gerhild: ADS kontrovers – Betroffene Familien im Blickfeld von Fachwelt und Öffentlichkeit, Kohlhammer Stuttgart, 1. Aufl. 2007

HALLOWELL, Edward M.: Zwanghaft zerstreut oder: Die Unfähigkeit aufmerksam zu sein, Rowohlt Taschenbuch Verlag, 2005

HARTMANN, Thom: ADHS als Chance begreifen, Schmidt Römhild, 1. Aufl. 2004

KRAUSE, Johanna / KRAUSE, Klaus-Henning: ADHS im Erwachsenenalter, 2. Aufl. Schattauer Verlag Stuttgart 2005

NEUHAUS, Cordula: Das hyperaktive Kind und seine Probleme, Urania Verlag, 11. Aufl. 2002

NEUHAUS, Cordula: Hyperaktive Jugendliche und ihre Probleme: Erwachsen werden mit ADS. Was Eltern tun können, Urania Verlag Freiburg, 7. Aufl. 2007

SIMCHEN, Helga: Die vielen Gesichter des ADS, Kohlhammer Verlag, 2. Aufl. 2007

SIMCHEN, Helga: ADS. Unkonzentriert, verträumt, zu langsam und viele Fehler im Diktat: Hilfen für das hyperaktive Kind, Kohlhammer Verlag, 7. Aufl. 2009

SKODZKI, Klaus / MERTENS, Christa: Hyperaktivität; Aufmerksamkeitsstörung oder Kreativitätszeichen? Verlag Modernes Lernen 2000

WEISS, Lynn: ADS im Job: Kreativ, hyperaktiv – und erfolgreich, Brendow Verlag, 2009

WEISS, Lynn: Eins nach dem anderen ... Das ADS-Praxisbuch für Erwachsene, Brendow Verlag, 2000

Stichwortverzeichnis